KB052832

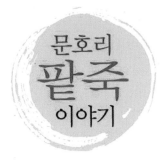

문호리
팥죽
이야기

백현진 지음

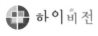
하이비전

문호리 팥죽 이야기

- 팥죽 장인이 전하는 백세시대 건강법

책을 펴내며

지금까지 제가 살아온 삶을 아우르는 책을 출간한다고 생각하니 새삼 마음을 가다듬고 옷깃을 여미게 됩니다. 저는 특별한 사람이 아닙니다. 특별한 이야기를 하려는 것도 아닙니다. 보통사람처럼 아침에 일찍이 일어나 하루를 시작하고 정해진 내 역할과 일을 해내느라 바쁜 낮 시간을 보냅니다. 저녁에는 감사의 마음으로 하루를 마감하며 더 나은 내일이 오기를 소망하는 지극히 평범한 사람입니다.

지금껏 살아오는 동안 무엇이든 쉽게 주어지는 편안한 인생을 살지 못했습니다. 원하는 것, 하고자 하는 일이 있으면 언제나 피나는 노력을 해야만 이룰 수 있는 형편이었습니다. 그런 인생을 살다보니 어떤 상황에서든지 제게 주어진 것을 바탕으로 최선을 다하는 자세가 체질이 되었습니다. 세상에는 많은 요령이 있고 계책도 있겠지만 저한테는 그저 열심히 하는 방법이 가장 편하고 쉬웠습니다.

이제는 개미처럼 벌처럼 쉬지 않고 움직였던 저의 인생에도 조금씩 앞이 보이기 시작하고, 미래에 내가 해야 할 일도 윤곽이 잡혀 갑니다. 이 세상에는 분명 나와 비슷한 사람이 많을 것입니다. 어둠 속에서 더듬더듬 자신의 길을 찾는 분에게 흐릿한 불빛이나

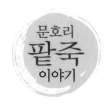

마 비추는 가로등이 되고자 이 책을 쓰게 되었습니다. 실패는 부끄러운 것이 아니라 실패한 뒤 다시 일어서지 못하는 것이 부끄러운 일이라는 말씀을 드리고 싶었습니다.

또 하나 이 시점에서 나 자신을 위해 필요한 일이라는 생각도 있었습니다. <문호리 팥죽>을 6년째 운영하는 동안 앞만 보고 달려왔고 지금은 어느 정도 자리를 잡았습니다. 이쯤에서 저 자신을 한번 돌아보고 싶었습니다. 내가 잘 한다고 해온 일이 정말 내가 원하는 모양새를 갖추었나, 확인해보고 싶었습니다. 현재를 점검하고 더 나은 미래로 도약할 기회로 삼고 싶었습니다.

바쁠 때는 지금 자기가 어떤 인생을 살고 있는지 잘 모릅니다. 잠깐 멈추고 나무가 아닌 숲을 보는 마음으로 내 인생을 돌아보고자 합니다. 인생의 청사진인 큰 그림을 짜기 위해 작은 세부들을 하나하나 짚어보게 되었습니다. 과거를 돌아보고 현재를 잘 살펴보고 나면 미래를 위한 구체적이고 실제적인 계획을 세울 수 있을 것입니다. 가슴속에서 자라는 꿈의 씨앗이 꽃을 피우고 열매를 맺을 토대가 마련되리라 믿습니다.

저는 '화개반주미취(花開半酒微醉)'라는 말을 좋아합니다. 고려 말의 스님인 나옹선사가 남긴 시의 한 구절로, 꽃은 반쯤

피었을 때가 곱고 술은 조금 취했을 때 기분 좋다는 말입니다. 완성한 것보다 완성으로 나아가는 과정에 아름다움이 깃든다는 뜻이라고 이해했습니다. 팥죽집은 이제 막 피기 시작한 꽃입니다. 이 꽃이 활짝 피어 만인을 기쁘게 해줄 날을 기다립니다. 그때까지 비바람이 불고 천둥번개가 쳐도 꿋꿋이 버티며 열심히 살아가겠습니다.

이 책을 가능하면 많은 사람이 읽기를 바랍니다. 팥죽에 대해 더 많은 사람이 알게 되고 좋아하게 되길 바라는 마음입니다. 팥죽집 주인이 어떻게 팥죽과 만났고 많은 사람이 맛있는 팥죽을 먹을 수 있게 되었는지 알았으면 좋겠습니다. 책에서 거듭 강조했듯이 팥은 우리 몸을 따뜻하게 해주는 영양 많고 소화도 잘 되는 건강식입니다. 불특정 다수의 일반 독자 말고 특별히 염두를 두고 쓴 세 부류의 독자가 있습니다.

첫째는 건강에 관심이 많고 건강의 중심은 건강한 음식이어야 한다고 믿는 사람이 꼭 읽기를 바랍니다. 건강과 음식 문제에서 오랫동안 화두가 되고 있는 '당신이 먹는 음식이 바로 당신 자신이다(What you eat is what you are.)'라는 말을 저는 믿습니다. 우리가 먹는 음식은 우리의 몸에 영양과 에너지를 공급하기도

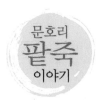
문호리
팥죽
이야기

하지만 때로는 병을 만들기도 합니다. 그 문제를 자주 생각하는 편이고 이 자리를 빌어서 얘기하고 싶었습니다.

둘째는 새로운 직업으로 자영업을 운영하고자 하는 사람이 읽고 참고할 수 있는 책이 되도록 그 부분에 많은 신경을 썼습니다.

흔히 요즘을 '인생 이모작 시대'라고 합니다. 퇴직을 했다고 여유로운 인생을 즐기며 쉴 수 있는 게 아니라 100세를 겨냥하고 새로운 직업을 갖고자 하는 사람이 점점 늘어나고 있습니다. 저 또한 그런 사람 중의 하나였고 많은 모색과 시행착오 과정을 거쳐 현재에 이르렀습니다. 제 경험을 다른 분들과 공유할 수 있다면 저한테는 큰 기쁨이 될 것입니다.

셋째는 음식점을 운영하는 사람이 읽고 저의 운영방식에 대해 조언해주고 또 저에게 배울 것이 있다면 참고하셨으면 하는 바람이 있습니다. 저는 경영학을 전공한 사람도 아니고 큰 기업을 운영하는 재벌가 사람도 아닙니다. 작은 음식점의 주인이지만 호텔을 찾는 손님을 맞이하듯 손님을 극진하게 대접하자는 마음으로 살아왔습니다. '한번 손님은 평생 손님'이라는 것이 저의 생각입니다.

소박한 밥상에 대한 이야기도 빼놓을 수 없습니다. 제가 생각하는 좋은 밥상은 3소식을 하는 것입니다. 적게 먹고(少食), 소박하게 먹고(素食), 채소를 즐겨먹는(蔬食) 식사입니다. 인스턴트와 가공식품을 피하고 덜 짜고 덜 매운 채소 위주의 음식을 적게 먹어야 합니다.

　요즘은 모든 게 넘쳐나는 세상입니다. 무엇이든 빨리 많이 화려하게 하는 것이 당연한 일이 되었습니다. 소박한 것을 초라한 것으로 여기는 사람이 많습니다. 과유불급(過猶不及)이라는 말을 떠올리지 않을 수 없게 지나친 것 투성이인 생활입니다. 자연건강식을 실천하는 사람으로서 나 역시 음식을 만들어 팔지만 저희 집을 방문하는 고객을 보면서 나의 생활과 건강관리법을 돌아보게 되었습니다.

　아울러 소박한 삶과 꿈에 대해서도 이야기하고자 합니다. 소박하지만 정직한 삶, 그 이야기를 함께 나누는 것입니다. 제가 들려주는 작은 이야기에 메아리처럼 큰 화답이 있을 줄 기대합니다. 그리고 저희 <문호리 팥죽>을 찾아와주신 모든 분께 감사의 말을 꼭 전하고 싶습니다. 언제나 건강하고 행복하시기를 기원합니다.

赤豆粥院에서 백현진

차례

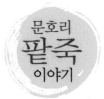

1. 팥은 어떤 음식인가?

우리 민족에게 사랑받은 곡식, 팥

'구슬이 서 말이라도 꿰어야 보배'라는 속담은 만고의 진리다. 아무리 좋은 재료를 갖고 있어도 그것으로 완성품을 만들지 않으면 아무 소용이 없다. 자기 실력을 제대로 발휘하기 위해서는 구슬 꿰기에 혼신을 다해야 한다.

한 사람이 어떤 분야에서 나름의 기술을 터득하고 전문가가 되는 데 일만 시간이 걸린다고 한다. 약 3년에 해당하는 기간이다. 무슨 일이든지 시작하면 3년은 묵묵히 그 일에 매진해야 한다는 뜻에 나는 백번 동의한다.

나는 3년의 두 배에 해당하는 6년 동안 팥죽 만드는 일에 매진해왔다. 이 정도면 한 마디쯤 해도 되는 경험과 실력이 생겼으리라고 믿는다. 구슬은 있는데 꿰는 방법을 모르거나 잘못 꿰서 바로잡고 싶은 분께 몇 가지 얘기를 할 수 있게 되었다. 그 전에 나 자신을 점검하고자 하는 마음이 더 크다. 내가 해온 일을 집약적으로 훑어보면서 개선해야 할 점과 자부심을 느껴도 좋을 점들에 대해서도 알아보고 싶다.

여기서 거론하고자 하는 나의 주관심사인 팥은 구슬에 해당한다. 우선 이 구슬이 얼마나 가치가 있는지 말하고 나서 꿰는 법과 활용하는 법까지 설명하려고 한다. 글을 읽는 분도 내가 팥죽집 주인이니까 팥죽에 대한 얘기를 듣고 싶을 것이다. 누가 물으면 대답하기 위해서이기도 하고 나 자신도 알고 싶어서 나름 조사를 해서 자료를 정리해 두었다.

팥은 오래 전부터 우리 민족에게 사랑받은 곡식이다. 맛이 좋아서 여러 가지 음식을 다양하게 만들 수 있는데다가 영양가도 높아 몸에 좋아서이다. 막연하게 좋다고 알고 있던 팥의 세세한 성분과 효능에 대해서 알아보고 팥죽의 유래도 알아보았다. 그 과정에서 우리 민족이 팥을 얼마나 사랑했는지 알게 되었다.

한 가지 더 특기할 점은 팥을 단순히 음식만이 아니라 우리의 삶을 지켜주는 주술적인 의미로도 사용했다는 것이다. 몸을 건강하게 하는 것은 물론이고 우리의 삶에서 액운까지 물리쳐준다는 긍정적인 믿음이 팥을 더 사랑하게 만든 이유였다. 영과 육에 다 이로운 팥은 과연 어떤 식물이며 곡식이었을까 알아보자.

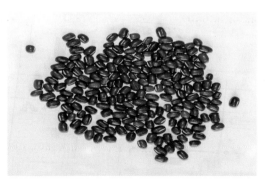

몸을 따뜻하게 해주는 영양 많고 소화도 잘 되는 건강식, 팥

팥은 곡류인가, 콩류인가?

편의상 콩과 팥은 모두 곡류 또는 곡물류로 부르긴 하지만 사실 팥은 콩류에 포함된다. 곡류와 콩류의 차이점은 곡류는 주성분이 전분인데, 콩류는 덩굴식물의 식용씨앗이며 주성분이 단백질이다. 대두(大豆)는 콩의 종류 중 하나로 주로 메주나 두부를 만드는 노란 콩이고, 팥은 상대적으로 작다고 해서 소두 (小豆)라고 불린다.

팥은 콩과의 일년생 초본으로 중국 남부지방이 원산지로 우리나라에서도 오래 전부터 재배해온 작물이다. 함경북도 회령군 오동의 청동기시대 유적에서 팥이 나왔고, 백제의 군창자리에서도 녹두와 함께 출토되었다.

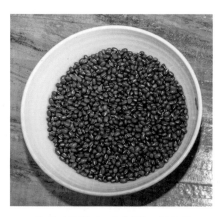

우리나라에서 재배하는 붉은팥,
적두(赤豆)

팥의 품종은 줄기가 곧게 서는 보통 팥과 덩굴로 자라는 덩굴 팥이 있다. 알곡의 색깔에 따라서는 붉은색, 검은색, 갈색, 흰색, 푸른색, 얼룩색으로 다양하며 붉은팥인 적두(赤豆)가 가장 많이 재배되고 있다. 바로 이 점 때문에 바로 주

술적인 의미를 갖게 되
었다. 붉은색은 위험이
나 경고의 의미와 더불
어 생명을 상징하기도
하기 때문이다.

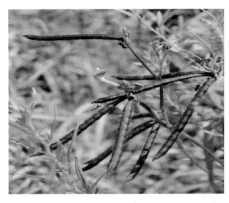

쌍떡잎식물 한해살이 콩과의 팥(赤豆)

팥은 아무 때나 잘 자라
서 여름에 여무는 것은
2월 보릿골에 심고, 가
을에 여무는 것은 보리를 베고 그 그루 위에 심었다. 땅이 넉넉한
집은 지난해 조밭을 그대로 두었다가 팥을 심기도 했다. 저온과
다습에 약하나 생육기간이 짧아서 고랭지에서 재배하기 적당하
다. 소출이 적어 흉년에 양식을 돕지 못하는 작물로 여기기도
했다.

콩과 비슷한 조건에서 잘 자라지만 약간 축축한 곳을 좋아하며,
늦게 파종하여도 적응이 되므로 7월 상순까지도 파종이 가능하
다. 3월에 심으면 5월에, 5월에 심으면 7월에, 7월에 심으면
9월에 다 자란다. 우리나라에서는 6월에 보리를 베고 파종하는
가을 팥이 주종이다.

팥은 뽕나무 오디가 검붉게 익을 무렵의 비 오는 날을 택하여
파종한다. 팥 파종 방법은 콩 그루갈이와 같이 종자를 보리
그루에 흩어 뿌린 다음 극젱이로 갈아엎는 방법과 호미로 5치

간격으로 심을 곳을 파고 2~3알의 씨를 넣은 다음 흙으로 덮는 방법이 있다. 씨를 많이 넣으면 빽빽하여 결실이 적으므로 적당히 넣는다. 비옥한 땅에는 조밀하게 심고 척박한 땅은 드물게 심는다.

싹이 나면 가장 좋은 잎 하나만 남기고 솎아낸다. 싹의 잎이 퍼지게 되면 호미로 김을 매고 5~6매의 잎이 나면 한 번 더 김을 맨다. 호미질은 줄기가 상하지 않을 정도로 한두 번 대충해야 한다. 꽃이 필 때는 김매기를 해서는 안 된다. 거름은 쓰되 많이 넣지 않는다.

『증보산림경제(增補山林經濟)』 소두조(小豆條)에서 팥 심는 날은 갑자, 을축, 임신, 병자, 무인, 임인일이 좋고 6월 토끼날[卯日]이 가장 좋다고 하였다. 재배법도 큰 차이가 없다. 다만 밭보리를 재배하지 않기 때문에 그루갈이가 없을 뿐이다.

한국이나 중국, 일본에선 예로부터 단순한 식품으로만 보지 않고 그 신비로운 붉은 색깔에서 정신적인 것을 느껴 주술적 의미를 부여했다. 『동국세시기(東國歲時記)』에 보면 우리나라에서 동짓날 팥죽을 쑤어 액막이를 해온 풍습은 고려 때부터 있었다. 그 후 이사를 하면 으레 팥죽을 쑤어 집안의 평안함을 빌었다.

6세기 중엽 중국 양자강 유역의 연중행사를 기록한 책인 『형초세시기(荊楚歲時記)』엔 정월 보름에 팥죽을 먹었다고 적혀 있고 일본에서도 최근까지 정월 보름에 팥죽을 절식(節食)으로 먹었다.

팥의 영양 성분

팥이 몸에 좋다고들 하는데 그러면 구체적으로 어떤 영양이 있고 우리 몸 어디에 좋은지 살펴보자. 몸에 좋다고 싫은 것을 억지로 먹을 수는 없지만 아직 가까이 할 기회가 없어서 먹지 않았던 사람이라면 양양과 효능 중에 나에게 필요한 것이 있으면 적극적으로 찾아서 먹을 계기로 삼을 수 있을 것이다.

팥의 주성분은 당질과 단백질이다. 단백질 21%, 탄수화물 55%, 지질 0.7%, 비타민은 100g당 0.5㎎을 함유한다. 당질 중에는 특히 전분이 34%로 많이 함유되어 있다. 팥의 전분질은 섬유질에 싸여 있어 혀에 독특한 감촉을 주고 맛에 영향을 끼친다.

곡류 중에서 비타민B1이 가장 많이 함유되어 있어서 쌀밥이 주식이라 비타민B1이 부족하기 쉬운 우리나라 사람에게 특히 유익한 식품이다. 현미보다 그 함량이 월등히 높아 옛날부터 각기병에 좋은 것으로 알려져 왔다. 단백질은 리진 등 아미노산의 균형이 우수하다. 리진이 들어 있지 않은 쌀과 함께 팥밥을 지어 먹은 것은 지혜로운 식사방법이었다.

주성분 이외에도 팥에 들어 있는 현대인에게 특히 유효한

성분에 대한 정보를 덧붙이고 싶다. 단순히 생명을 유지하는 에너지원만이 아닌, 대사 작용에 관여하고 몸에 생길 문제점을 예방해주는, 양보다 질에서 놀라운 역할을 하는 성분이다.

* **사포닌** : 사포닌은 인삼의 주요성분으로 암을 예방한다고 알고 있는 성분이다. 사포닌에는 강한 용혈작용이 있어 혈전을 용해한다. 건강의 근원은 혈액이다. 맑고 깨끗한 피를 생성하도록 도와주는 것이 건강에 으뜸 요인이다.

옛날엔 산후 회복이 좋지 않은 여성들에게 팥죽을 먹였다. 출산 때 혈전이 생기기 쉽기 때문에 혈전을 용해하기 위해서였다. 경험적으로 팥이 그런 역할을 한다는 것을 알았던 것이다. 산모의 젖을 유도하는 효능도 있으므로 젖이 부족한 산모에게 찹쌀과 함께 팥죽을 끓여 주면 좋다.

* **폴리페놀** : 폴리페놀은 활성산소를 제거하는 작용을 갖고 있는 유효성분이다. 활성산소는 요즘 많이 얘기하는데 성인병이나 노화, 암 등의 원인이 되기도 한다. 폴리페놀은 체내 노폐물인 과산화지질의 발생을 억제해준다.

건강에 좋은 초콜릿의 카카오매스 폴리페놀이나 토마토의 라이코핀 등이 모두 폴리페놀이다. 팥에 포함돼 있는 것은 적포도주나 블루베리와 같은 붉은 색소성분, 안토시아닌계 색소성분이라고 하는 폴리페놀이다.

블루베리의 안토시아닌은 시력 향상에 이바지 하는 것으로 알려져 있어 요즘 더욱 각광받는다. 적포도주의 폴리페놀은 혈액이 원활하게 흐르도록 하고 혈관을 튼튼하게 하는 작용이 있는 것으로 알려져 있다. 팥에는 폴리페놀 함유량이 적포도주보다 더 많다.

* **칼륨** : 팥에는 몸 안에 있는 노폐물 등을 몸 밖으로 배출하는 작용을 하는 칼륨도 들어 있다. 강력한 이뇨작용으로 몸 안에 남아도는 수분이나 노폐물을 소변과 함께 몸 밖으로 배출한다.

이러한 유효성분들은 혈행이 원활하지 못해서 일어나는 성인병에 특효가 있다고 할 수 있다. 또한 혈행 불량은 탈모의 원인으로도 되기 때문에 팥을 먹어서 혈행이 개선되면 두피의 모세혈관에 혈액이 잘 흘러 새로운 모발이 자랄 수 있는 최적의 상태가 되는 것이다.

팥의 효능

위에 열거한 팥의 영양성분을 보면 어디에 좋은지 짐작하기 어렵지 않을 것이다. 혹시 몸에 어떤 취약한 부분이나 병이 있는 분이 쉽게 알 수 있도록 아래에 정리해 보았다. 팥의 효능으로 널리 알려진 것은 우선 사포닌 성분으로 말미암은 항암작용이다. 신진대사와 혈액순환을 도와주기 때문에 심혈관질환과 간과 위장 기능 개선에 좋다. 이뇨작용과 지방분해로 수분 배출을 도와주어서 부종 치료와 다이어트에도 효과적이다.

술 마신 다음날은 팥물을 마시자

팥의 특이한 효능은 숙취 예방 및 해소다. 술을 마신 후 팥물을 마시면 숙취가 빨리 해소된다. 구토를 치료하고 갈증을 풀어줄 뿐만 아니라 몸의 열을 식혀 술을 깨는 데 좋다. 과음으로 인한 주갈(酒渴)에도 뛰어난 효과가 있다.

팥은 성질이 따뜻하고 맛은 달며 독이 없다. 팥에는 소변에 이롭고, 부종을 가라앉히고 염증을 없애주며 주독을 풀어주는 여러 가지 효능이 있다. 따라서 체내에 과잉 수분이 쌓여 지방이 쉽게 축적되어 살이 찌는 사람에게 효과적이다. 몸이 비대한 사람이 먹으면 몸이 가벼워지고 몸이 여윈 사람이 먹으면 몸이 튼튼해지는 묘한 작용을 한다.

팥은 피로로 풀어주는 역할도 한다. 당질 대사에서 남은 연소 찌꺼기는 쌓이면 피로의 원인이 되는데, 팥이 당질 연소 찌꺼기의 양을 줄여준다. 팥에 포함된 약 4%의 섬유질은 장을 자극하여 변비를 치료하는 효능이 탁월하다. 하지만 위가 약한 사람이 먹게 되면 가스를 많이 발생시키니 주의해야 한다.

팥은 비타민B1이 풍부하기 때문에 소화흡수율을 높여준다.

비타민B1은 지방이 소화되지 않고 그대로 축적되는 것을 막아준다. 오히려 지방이 분해되어 에너지로 바뀔 수 있도록 도와준다.

탈모 예방과 피부 개선

팥은 얘기했다시피 탈모 예방에 도움이 된다. 탈모의 원인은 여러 가지가 있지만 혈액순환이 원활하지 못해서 생기는 경우가 많다. 팥을 꾸준히 섭취하게 되면 신진대사를 원활하게 해주고 혈액순환을 개선시켜 탈모를 예방할 수 있다.

팥은 이뇨작용을 도와 몸의 나쁜 독소를 제거하고 췌장에 직접적인 작용을 하여 인슐린의 분비를 촉진시켜 당뇨 예방 및 치료에 좋은 영향을 미친다. 얼굴에 뾰루지 등이 잘 돋는 사람, 체력이 약해 변비에 시달리는 사람의 간식으로 가장 좋다.

팥은 해독 작용이 뛰어나 연탄가스 등으로 인한 중독 치료에 이용되기도 한다. 어혈을 풀고 곪은 상처를 완화시키므로 염증이 있는 경우에 좋다. 팥을 환부에 직접 붙여 치료하기도 하는데, 유방 습진, 유선염, 유행성 이하선염의 치료에 쓰인다.

생약으로서 팥의 큰 특징은 평성(平性)인 점. 평성이란 몸을 따뜻하게 하거나 차게 하지 않는 성질이기 때문에 다른 생약들과 함께 사용하기에 매우 좋다. 평성인 팥은 몸을 냉하게 하지 않고서 신진대사를 원활하게 하는 효과가 있다. 그래서 중국의 주부들은 '겨울엔 붉은 콩 여름엔 푸른 콩'이라 하여 겨울엔 팥을, 여름엔 녹두를 양생을 위해 음식에 많이 쓴다. 다만 요즘은 냉장고의 보급과 서구화된 식생활로 몸에 냉기가 많아져 따뜻한 음식인 팥을 사계절 권장하고 있는 추세이다.

팥은 노폐물을 제거하기 좋은 재료로써 모공 속에 축적된 노폐물과 피지를 제거해주는 딥클린징 효과를 볼 수 있다. 또한 팥에 함유된 사포닌 성분은 피부를 환하게 가꾸는데 도움을 준다. 팥물이나 팥 찌꺼기로 세수를 하면 딥클린징, 블랙헤드, 화장독 개선에 뚜렷한 효과를 볼 수 있다.

암 예방과 당뇨, 다이어트에 좋은 팥

한방에서 팥은 특히 당뇨병을 개선하는 효과가 있는 생약으로 이용하고 있다. 한방에서 말하는 비위(脾胃)의 작용을 강화하여 당을 흡수·이용하는 작용이 팥에 있는 것으로 생각하고 있기 때문이다. 비위란 위장, 췌장, 담낭 등 소화기계 전체를 가리킨다.

몸이 붓거나 배가 더부룩하게 불러 있는 사람, 간경화로 인해 복수가 찬 사람의 치료에도 이용된다. 신장이나 요로에 돌이 생기는 요로결석의 치료에도 효과적이다.

당뇨병은 혈당치를 낮추는 인슐린이란 호르몬을 분비하는 췌장의 기능이 나빠져서 일어난다. 팥은 약해진 비위에 직접 작용하여 비위 그 자체의 작용을 원활하게 하는 효능이 있다. 또 당뇨병이 진행하여 합병증을 일으키면 신장의 기능이 약해져 노폐물이 잘 배설되지 않기 때문에 부종이 일어난다. 이럴 때도 팥은 노폐물 대사를 원활하게 해서 신장을 보호해준다. 이 두 작용으로 팥이 당뇨병을 개선하게 되는 것이다.

팥을 삶아서 먹으면 신장염을 낫게 하고, 당뇨병에는 팥, 다시마, 호박을 삶아 약간 매운 듯하게 먹으면 좋다. 얼굴에 주근깨가 있는 사람은 팥꽃의 즙을 내서 바르면 주근깨가 엷어진다.

그뿐만 아니라 설사를 멈추게 하고 비만증과 고혈압의 예방에도 좋다. 팥에는 섬유질과 여러 종류의 사포닌이 들어 있어 장 기능을 원활하게 하여 변비를 치료하는 데 좋다. 또한 포만감을 느끼게 해주는 음식이라 과식을 방지할 수 있다.

참고로 팥은 소금을 약간 넣어 먹는 게 가장 효과적이다. 설탕을 많이 넣으면 팥 속의 사포닌 성분이 파괴될 수 있다. 겉껍질에 영양분이 많이 들어 있으므로 껍질째 먹는 것이 좋다.

또한 몸의 수분을 원활하게 배출시켜 몸이 잘 붓는 사람들에게 좋은 음식이다. 수분배출이 다이어트와 건강 유지에 중요하기 때문이다. 몸에 불필요한 수분이 쌓이게 되면 지방이 쉽게 축적되고 살이 잘 찌는 체질로 변한다. 팥을 먹으면 수분 배출을 도와 비만 예방을 돕는다.

현대인을 두려움에 떨게 하는 암을 예방하기 위해서는 매일 먹는 게 좋다. 팥의 놀라운 효능과 영양에 대해서는 이 정도로 애기하고, 팥에 대한 더 자세한 내용은 팥죽집 이야기를 하는 중간에 필요할 때마다 다시 애기하기로 하겠다.

2. 내 인생의 전반전

어머니가 물려주신 개성상인의 피

사는 게 힘들 때는 부모님께 큰 재산을 물려받고 인생을 좀 수월하게 살고 싶은 마음도 들 것이다. 실제로 주변에서 유산을 물려받은 친구를 보면서 부러워하기도 하고, '어디 부모님이 나 몰래 사놓은 땅 좀 없나' 하고 농담을 하기도 한다.

하지만 돌아보면 재산은 물거품 같은 것이다. 돈을 손에 쥐었을 때는 어마어마한 것 같지만 쓰기로 들면 한순간이다. 다 쓰고 나면 아무것도 아닌 게 돈이다. 오히려 낭패감만 남고 새로 열심히 일할 의욕조차 잃는다.

나는 요즘 나이가 좀 들어서 그런지 모르겠지만 어머니가 돈이라는 재산 말고 정신을 물려주신 것이 그렇게 다행스러울 수가 없다. 그것은 누가 가져갈 수도 없고 사라질 일도 없다. 평생을 두고두고 써먹을 비장의 무기가 된다.

아버지와 어머니는 개성에서 태어나 6.25전쟁 때 월남하셨다. 어머니는 생활력과 성실함에서 타의 추종을 불허하는 여장부였다. 가끔 지난 일을 돌아보면 어머니가 살아왔던 시간은 철저하게 근면과 정직을 바탕으로 한 피와 땀의 여정이었다.

거기다 개성상인의 장사수완과 세상을 보는 눈까지 더해지니 무슨 일을 해도 실패하지 않았다. 그걸 보고 자라면서 나는 열심히 살면 언젠가는 보답이 온다는 것을 몸으로 체험하게 되었고, 어떤 상황에서도 좌절하지 않는 사람이 되었다.

어머니는 1931년에 개성에서 태어났다. 열 남매의 셋째 딸이었는데 다섯 분이 월남을 하셨다. 이 중 다섯 째 외삼촌이 광주 송정리 미군부대에서 일했기 때문에 내가 광주와 인연을 맺는 계기가 되었다. 부모님은 결혼 후 신내동에 정착하고 나를 낳았다.

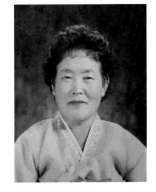

근면하고 정직하게 살아오신 어머니 왕봉섬 여사

지금도 나는 신내동 피울(稷谷)에 자주 가는데 봄이면 온 동네에 배꽃이 피어 꽃 대궐을 이룬다. 봄에 배꽃이 하얗게 필 때나 가을에 배가 주렁주렁 열려 있는 것을 볼 때면 어린 시절이 생각나서 나도 모르게 우수에 젖곤 한다. 한때는 가난해서 힘들고 고달팠지만 돌아보면 추억의 이름으로 나를 미소 짓게 한다.

어머니는 현재까지도 신내동에 사신다. 어머니에게는 그곳이 태어난 고향보다 더 애틋한 곳이다. 남의 일이라면 발 벗고 나서서 도와주고 남의 신세를 안지는 성격이라 인심을 얻으며 사신 덕분이다. 중매도 많이 하셔서 50쌍 이상을 짝 지워주셨는데 다들 잘 살고 있다. 나는 일주일에 두세 번 경동시장에 가는 날이면 새벽에 들러 아침식사를 함께 한다.

아버지는 1961년, 내가 태어났던 단칸방에서 돌아가셨다. 그때 형은 여섯 살, 나는 세 살이었다. 서른에 홀로 된 어머니는 우리를 키우느라 살림이 좀 넉넉한 이모가 보태준 종자돈으로 안 해본 장사가 없었다. 항아리장사, 옷장사, 연탄장사, 화장품 외판, 세탁소와 양복점, 식당 겸 구멍가게 등 한 번에 한 가지 일만 하신 적이 거의 없었다.

우리가 모두 잠든 깜깜한 밤에 일어나 하루를 시작하셨다. 여러 가지 일을 하느라 하루에 잠을 세 시간 이상 주무신 적이 없었다. 항상 새벽 네 시에 일어나서 하루 일과를 시작하면서도 밤 12시를 넘겨 새벽 1시까지 일하셨다. 그런데도 힘들다고 불평하시는 걸 본 적이 없다. 늘 건강하게 잘 자라는 우리 형제를 보면서 대견하게 여기셨다. 온갖 고생을 낙으로 여기며 형은 대학, 나는 대학원까지 졸업시켰다. 신용과 부지런함을 자산 삼아 쉬지 않고 일한 덕분이었다. 어머니한테서 보고 배운 장사에 대한 노하우는 지금 생각하면 어지간한 경영학과를 졸업한 것 이상의 산교육이었고 현장실습이었다.

어머니는 투잡의 원조

화장품 장사를 할 때도 새벽에 동대문시장이나 남대문시장에서 옷을 사다가 함께 팔았다. 중학교 때부터는 어머니가 워낙 바빴기 때문에 오후에는 내가 대리점에 가서 화장품을 받아오는 일을 맡아 했다.

양복점을 할 때는 세탁소를 겸했고, 식당을 할 때는 구멍가게도 함께 했다. 요즘 식으로 하면 투잡의 원조인 셈이다. 지금 생각하면 어머니는 마케팅 감각은 물론이고 세상물정을 꿰뚫어보는 눈이 있었다. 그때그때마다 팔 물건을 잘 골랐고 사람들에게 필요한 물건이라 잘 팔렸다.

새벽 네 시에 일어나 어둑어둑한 시간에 아침밥을 짓고 하루 장사할 채비를 하신다. 무슨 장사를 해도 어머니는 잘 됐고 손해를 보지 않았다. 개성상인의 피가 어머니에게도 흘렀던 게 아닌가 생각한다.

내가 일곱 살이 될 때까지는 어머니가 장사를 나가시면 옆에 살았던 외숙모가 저녁을 해주셨다. 여덟 살 때부터 군대 갈 때까지는 내가 스스로 밥을 해먹었다. 형이 한 적도 있었지만 주로 내가 밥 담당이었다. 형은 아버지 대신으로 어른 노릇을 했고, 내가 형을 떠받드는 입장이었다. 나중에 커서 힘이 내가 더 셌어도 형한테 복종했다.

특이한 건 내가 밥을 하면 언제나 남지도 모자라지도 않고 양이 딱 맞아서 어머니가 늘 신기해하셨다. 어렸지만 나한테도 나름의 기준이 있었다. 세 사람 먹을 쌀은 내 주먹으로 세 번 뜨면 딱 맞았다. 밥물은 손등까지 오도록 맞추었다. 연탄 갈고 밥하는 일은 당연히 내 몫으로 여겼다.

당시 어머니는 젊디젊은 나이인 삼십 세였다. 그 긴 세월 어떻게 혼자 살았느냐고 마음이 짠해서 물은 적이 있었다. 너무 바쁘고 사는 데 신경 쓰느라고 외로운 줄도 몰랐다고 하셨다. 일이 힘드니까 틈만 나면 주무셨다. 저녁부터 잠이 와서 긴긴 밤 외로워하며 신세한탄 할 여력이 없었다는 말을 들으니 속마음으로 어머니가 더 안쓰러웠다.

어머니는 주로 경기도 구리시 갈매동 담터, 범대미 불암동으로 보따리 장사를 나갔다. 이 동네에서는 '피울 아줌마'로 통했다. 우리가 살던 신내동과는 버스로 십여 분 거리였다. 장사를 마치고 돌아오면 언제나 밤이 늦어 깜깜했다.

버스 운행회수가 많지 않던 시절이라 시외버스 2대가 번갈아 왕복 운행했다. 형하고 나는 버스 정류장에서 어머니가 오기만을 기다렸다. 어머니는 버스를 놓치고 걸어오는 날도 있었다. 어떤 때 어머니의 귀가가 늦어지는 날이면 우리 형제는 어머니를 기다리면서 졸다가 정류장 옆의 가겟집 굴뚝을 끌어안고 잠들기도 했다. 늦게 오신 어머니는 우리를 깨우고 세 식구가 함께

운 적도 많았다.

신내동에 터를 잡게 된 건 아버지의 사촌동생과 인연이 있었다. 작은아버지가 파평 윤씨 집안의 아내를 맞이해 파평 윤씨 씨족사회가 형성되어 있는 신내동에 살아서 우리더러 그 동네로 오라고 했다.

국회의원을 롤모델 삼아 신언서판(身言書判)을 갖추다

어머니와 우리 형제는 단칸방에서 함께 생활했다. 가난한 살림이었지만 우리 집에는 언제나 방안에 쌀 세가마가 있었다. 쌀이 있으면 돈이 없어도 굶어죽지 않는다는 것이 어머니의 신조였다. 쌀이 떨어지면 새로 사다놓아서 늘 세 가마니는 비축해두었다. 마당에는 5톤 트럭 한 대 분의 장작이 쌓여 있었고, 연탄도 최소한 1,000장은 늘 쟁여져 있었다. 땅은 없었지만 비상시를 대비해 현금은 항상 갖고 계셨다.

어머니는 생활력이 워낙 강하고 근검절약이 몸에 밴 분이라 지금은 그러시지 않아도 되는데 택시를 타지 않는다. 몸을 움직여서 할 수 있는 일은 게으름 피우지 않고 열심히 해서 돈을 아끼셨다. 필요하지 않는 것에는 적은 돈도 허투루 낭비하지 않았다.

그래도 먹는 것만큼은 꼭 건강식을 챙기셨다. 영양가 있는 음식을 상에 올리는 걸 잊지 않았다. 우리가 무럭무럭 자라는 걸 보는 게 그만큼 기쁘셨다는 뜻일 것이다. 고기는 못 사도 밥상에 두부는 안 떨어지게 했던 기억이 난다.

1963년 서울로 편입되기까지 신내동은 경기도 양주군이었다. 양주군은 지금이나 그때나 먹골배가 유명하다. 도시와 농촌의 경계에 있는 변두리로 동네에 배 과수원이 꽉 들어차 있었다. 친구들 중에도 과수원집 아들이 많았다. 우리가 가난하게 살았기 때문에 어머니는 우리 형제에게 언제나 몸가짐을 조심하라고 다짐해두었다.

"남의 집 배 밭에 들어가지 마라. 의심 받을 일은 애초에 하지 말라. 상품가치가 없어서 버리는 배일지라도 얻어먹지 마라. 그렇게 조금씩 남의 신세를 지다 보면 의존성이 생겨서 큰 사람이 되기 어려운 법이다."

어린 마음에도 나는 어머니가 무얼 염려하시는지 잘 알아들었다. 우리가 혹시 허튼 짓을 해서 아버지 없는 자식이라는 욕을 먹을까 조심스러우셨던 것이다. 거기다 남의 동정을 받거나 약한 사람이 될까봐 긴장을 늦추지 않았다.

"내 것이 아닌 것은 절대로 탐내지 마라."

지금은 홀부모 가정에 대한 정부지원도 여러 측면에서 다양하고 사회적인 편견도 적다. 당시만 해도 유교사상, 가부장주의 분위기가 강했기 때문에 남자가 없는 집안을 함부로 보는 경향이 있었다. 자존심 강한 개성여인인 어머니는 그런 취급을 받아들이지 않았다.

초등학교 입학 전부터 나는 약한 사람과 여자를 괴롭히는 것을 보면 참지 못했다. 남편이 없고 가난하다고 어머니를 무시하거나 업신여기는 것을 보고 서러워한 적도 있었다. 홀어머니 밑에서 자라면서 따뜻한 배려와 인정도 경험했지만 그렇지 않은 사람도 많았다. 커서 어렵고 못 사는 사람을 위해 무언가를 하는 사람이 되어야겠다고 결심했다.

그때 우리 동네 담벼락에는 강상욱 국회의원 사진이 붙어 있었다. 사진을 볼 때마다 여러 사람한테 존경을 받는 훌륭한 사람이라는 인상을 받았다. 말끔하게 차려입은 양복이나 온화한 표정을 보고 있으면 기분이 좋았다. 나도 어른이 되면 저런 사람이 되어야겠다고 마음속의 롤모델로 삼았다.

국회의원이 되어서 남을 돕고 남에게 존경받는 사람이 되고 싶었다. 어린 마음에도 내가 훌륭한 사람이 돼야 남을 도울 수 있다는 걸 알았던 것이다. 국회의원이 되려면 어떤 준비를 해야 할지 알 리가 없었다. 당장 눈앞에 있는 살아 있는 모델인 강상욱 의원을 참고해서 좋은 점을 본받는 길밖에 없었다.

성장해서 어른이 되고 난 뒤 외출 할 때는 꼭 양복에 넥타이를 맸고, 말은 최대한 상대방을 높이는 경어를 썼다. 지금 생각하면 그것이 '신언서판'이라는 선비들의 자기관리 방법이었다. 몸가

짐, 말씨와 글씨, 적절한 판단력을 갖추기 위해 나를 갈고 닦았다.

초등학교, 중학교 때는 미술을 잘했고 남다른 색채 감각이 있었다. 그때도 빨간색을 특히 좋아했다. 그림을 잘 그렸으며 글씨체도 예뻤다. 담임선생님이 추천해줘야 나갈 수 있는 전국미술대회에 해마다 나가서 특상과 특선을 도맡아서 수상했다. 초등학교 2학년 때의 담임 강태현 선생님께 미술지도를 받았던 기억이 뚜렷하게 남아 있다.

미술은 돈이 많이 드는 특기였다. 취미로 하는 것에 그치지 않고 전공을 하려면 혼자 연습하는 것만으로는 부족하고 전문가의 지도를 받아야 했다. 화실에 다닐 형편은 아니라 미대 진학은 포기할 수밖에 없었다. 고등학교 때 미술 대신 선택한 것이

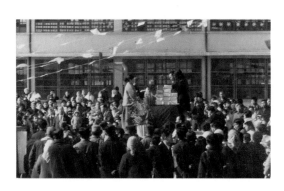

서울중화초등학교 졸업식에서 미술부분 공로상 수상, 어머니와 함께(1971년)

웅변이었다.

신언서판에 대한 오랜 생각과 미술에 대한 재능은 여기에서도 발휘되었다. 단상에 올라가면 나의 단정한 외모는 웅변가로서 사람들 눈에 띄었다. 미술 재능 덕분에 색감도 좋고 균형과

조화에 대한 감각도 좋았다. 뭘 봐도 섬세하게 핵심을 포착해냈다.

따지고 보면 웅변도 하나의 예술이다. 언어와 표정과 제스처를 통해 나 자신을 남 앞에서 표현하는 일이다. 감정과 생각을 알맞은 언어로 잘 전달해서 내 생각을 남에게 설득하는 일은 여러모로 예술과 닮았다.

어려서부터 한자에 대한 관심이 많았다. 동네에 집집마다 대문 앞에 걸었던 문패의 한자를 다 써보곤 했다. 지금도 내 고향 신내동 피울에 살던 친구 아버지의 함자를 다 기억하고 있다. 친구들은 그런 걸 어떻게 여태까지 기억하느냐고 놀란다. 지금도 한자를 좋아하고 기회가 있으면 외워둔다. 뜻글자인 한자는 지혜의 첫걸음이라는 것이 내 생각이다.

'하느님이 모든 곳에 있을 수 없기 때문에 대신 어머니를 만들었다'

이 말은 유대인 속담에 나오는 말이다. 나는 자주 이 말을 곱씹어보곤 한다.

'하느님이 모든 곳에 있을 수 없기 때문에 대신 어머니를 만들었다.'

어머니는 우리에게 모든 것을 베풀어주고 가장 큰 사랑을 주는 절대자 같은 존재라는 말일 것이다. 한편으로는 어머니는 참으로 큰 짐을 진 가엾은 사람이라는 속뜻도 담고 있다. 과연 나는 어머니에게 받은 것의 십분의 일이라도 해드리고 있는가, 생각하면 가슴 아프다.

하루에도 몇 번씩 어머니를 생각하고 고향을 생각하고 지난 일들을 생각할 때가 있다. 내가 태어난 고향은 경기도 양주군 구리면 신내리 피울은 47번 국도가 지나가는 마을이다. 중앙선 철도를 횡단하는 곳인데 신내동 입구 주변에는 망우역을 중심으로 지금은 현대엠코아파트가 들어서 있다. 예전에는 삼표연탄 공장이 있었던 자리였다. 상봉터미널, 상봉이마트 주변에는 전봇대를 생산하는 아주산업이 있었다.

1960~70년대에 경기도 동북부의 양평, 가평 사람들과 중앙선이 지나가는 경상도 지방에 거주하는 사람들이 일자리를 찾아 중랑구에 많이 정착했다. 거꾸로 나는 신내동에서 양평 문호리로 이사 왔으니 양평과 인연이 많은 사람이다.

신내동은 봉화산 주변에 배나무가 많았다. 봄철이 되면 배꽃이 만발한 모습이 어린 마음에도 그렇게 아름다울 수가 없었다. 지금도 나는 배꽃을 유난히 좋아한다. 학교에서 고려 충혜왕 때의 충신인 이조년(李兆年)의 배꽃 시를 배웠을 때 단번에 외워버렸다.

이화(梨花)에 월백(月白)하고 은한(銀漢)이 삼경(三更)인제
일지춘심(一枝春心)이야 자규(子規)야 알랴만은
다정(多情)도 병(病)인 양하여 잠 못 들어 하노라

지금도 배꽃을 볼 때마다 그 시를 암송하곤 한다. 비록 어린 나이였지만 나도 배꽃이 하얗게 피는 밤이면 나름의 서러움으로 뒤척이며 잠 못 드는 날도 있었으리라. 꿈이 많았던 만큼 좌절의 순간도 있었을 테고, 밤에 소쩍새의 서글픈 새소리를 들으면서 눈물을 흘렸을지도 모른다.

그때는 중앙선 철로에서 사고가 많이 났었다. 대개가 빨리 쉽게 건너려고 무단횡단 하다가 변을 당했다. 반복되는 사고를 막기 위해서 철로를 횡단하는 노적교(露積橋)라는 다리를 놓았다. 노적교는 노적가리 같아 보인다고 하여 그런 이름을 붙였다. 지금은 고인이 되신, 당시 유지이셨던 최인식 어르신이 이름을 지었다. 신내택지개발의 명분으로 노적교를 철거하고 지하차도를 만들어서 이제는 추억 속에서나 만날 수 있는 다리가 되었다.

어린 시절 노적교를 매일 왕래하던 기억이 난다. 백령도에 가면 백령대교가 있는데 길이가 7m이다. 거기 사는 사람은 백령도와 함께 항상 백령대교를 떠올릴 것이다. 대교라고 이름 붙이기에는 짧은 7m 길이밖에 안되지만 작은 섬에 살고 있는 사람에게는 엄청나게 큰 다리였을 것이다. 나도 고향을 생각하면

봉화산과 노적교가 제일 먼저 떠오른다.

지금 양평 문호리에 있는 적두죽원(赤豆粥院)이라고 이름붙인 우리 집 마당에도 다리를 놓았다. 계곡에서 내려오는 물이 지나가는 수로가 있는데 그 물위에 3m 길이의 작은 노적교를 세웠다. 노적교를 바라볼 때마다 늘 북한강 건너 어머니가 계시는 내 고향, 양주 땅 중랑구 피울을 생각한다.

초등학교 때 이런 일이 있었다. 내가 6학년이었을 때였는데 비가 많이 와서 집이 침수가 되었다. 우리 가겟집은 47번 국도에 접해 있었다. 비포장도로를 아스팔트로 포장하면서 집이 도로보다 낮아지게 되었다. 비가 오면 상습적으로 침수하기 때문에 여름만 되면 걱정이 태산이다.

낮은 지역의 집들이 침수를 당하게 되니까 동사무소에서 구호품을 나누어주었다. 다른 집은 다 주는데 우리 집은 빼먹고 주지를 않았다. 나는 뭔가 일처리가 잘못되었다고 판단했다. 다음날 동대문구청장실을 찾아가서 어린 학생임에도 불구하고 무조건 구청장을 만나러 왔다고 말했다. 비서가 곧바로 면담을 시켜주었다. 나는 구청장에게 따졌다.

"우리 집도 다른 집들과 똑같이 침수되었는데 왜 우리만 구호품을 주지 않으십니까?"

1970년 당시 구청장이었던 주용준 구청장은 그런 일이 있었느냐면서 어린애가 찾아왔는데 잘 알아보고 조치하겠다고 약속

했다. 다음날 구청 간부와 동사무소직원 등 공무원들이 구호품을 가지고 우리 집을 찾아왔다. 어머니는 우리는 그런 구호품을 받지 않겠다고 돌려보냈다.

공짜로 주는 것이나 남의 것을 절대로 탐하지 않는 어머니의 성품을 내가 미처 생각하지 못했던 것이다. 어린 시절의 이야깃거리에 지나지 않지만 내가 생각해도 당돌한 소년이었다. 틀린 건 틀렸다고 하고, 할 말은 꼭 하고야 마는 성격은 지금이나 그때나 마찬가지였다.

그 후 1972년에 우리 집은 1층 슬라브집을 지었다. 내가 이번에 프랜차이즈 사무실을 마련한 곳이 바로 이 집이다. 프랜차이즈 사업자등록을 하고 식당과는 조금 멀리 떨어져 있지만 고향 피울에 사무실을 정했다.

고향을 떠났어도 이제부터 힘닿는 대로 고향 동네의 발전에 조그만 역할이라도 하고 싶다. 사무실을 신내동 피울에 마련한 또 하나의 이유는 어머니를 매일 뵙기 위해서이다. 지금도 일주일에 두세 번 경동시장에 새벽장을 보러갈 때 꼭 어머니를 뵙지만, 연세가 벌써 84세이니 살아계실 때 한번이라도 더 뵈려는 생각에서 그렇게 하고 있다.

어머니는 장한 어머니상을 받아도 몇 번 받아야할 만큼 자식을 위해서 헌신하며 사신 분이다. 그런 상은 누가 추천해서 받는 건지 모르지만 우리 어머니야말로 장하고 장한 어머니의 표본이

라고 생각한다. 고된 삶이었지만 진실한 어머니의 인생은 많은
사람에게 귀감이 될 것이다.

나를 근본적으로 변화시킨 웅변

웅변에 오래도록 몸담았고, 잘 했고, 웅변을 계기로 정치에도
입문했으니 내게 웅변은 운명 같은 존재이다. 웅변을 하지 않았
다면 나는 지금의 내가 아닐 것이다. 남 앞에서 말을 하는 것,
그것도 그냥 말이 아니라 내 생각을 전달해서 설득해야하는
웅변은 사회생활에 여러모로 영향을 미쳤다.

대상을 재빨리 파악하는 것, 내 말에 강조점을 싣는 것, 주의집
중을 하게 하는 것, 모두가 상대에게 지대한 관심을 기울여야
가능한 일이다. 그 관심은 대상을 깊이 생각하고 해법을 찾는
것으로 이어진다. 내가 식당을 찾는 손님을 대하는 자세와 일맥
상통한다.

손님이 내 집 문안으로 들어서면 손님이 어떤 사람인지 파악하
고 손님이 원하는 것을 제때 제공하고자 한다. 혹시 우리가
해줄 수 없는 사항일 때는 정중하게 양해를 구한다. 사람 앞에서
예의와 공감을 발휘하는 것은 웅변할 때의 마인드다. 짧은 시간
에, 그것도 무대에서 내 생각을 성공적으로 전달한다는 건 엄청
난 몰입을 요구한다. 그 일을 해내고 나니 다른 일도 그 수준까지

는 이루어낼 수 있었다.

그뿐만이 아니다. 웅변은 나의 모든 면을 결정적으로 변화시켰다. 전국대회에서 입상하면서 나는 웅변에 더욱 매진했다. 내마음에 품고 있는 꿈과 연결 지어서 더욱 분발하게 되었다. 웅변에 집중하는 하루하루는 기쁨의 나날이었다. 대학입시도마찬가지였다.

국회의원이라는 마음 깊은 곳의 꿈도 있었기 때문에 정치외교학과나 법학과를 가고자 했다. 법대에 가더라도 법관이 되어남위에 군림하기보다는 민주시민이 되고 싶었다. 대학원에서행정학을 전공한 것도 의회 일을 잘 해내려는 생각이 있었기때문이다. 권력을 가진 사람이 되기보다 어려운 처지의 사람을도와야겠다는 다짐이 머릿속에 항상 남아 있었다.

웅변 얘기에 빠질 수 없는 것이 나의 아내 얘기다. 나는 아내조인숙을 웅변을 하면서 만났다. 늘 가까이서 지켜주는 나의아내는 고등학교 시절 웅변 장학생이었다. 일 년 선배였는데똑똑했고 단연 실력파였다.

전국 대회에서 수상도 많이 했으며 여성 웅변가로는 당대최고였다. 교내웅변대회가 아니고 70년대 권위 있는 전국웅변대회에서 서울시 대표 연사로 선발되어 20여 번의 각부 장관상을수상했다.

제일 기억에 남는 대회는 1975년 6월 25일 명동예술극장에서

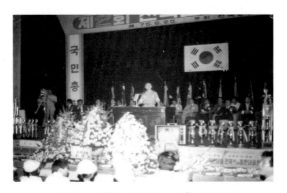

전국웅변협회 주최 전국웅변대회에서 초, 중, 고 전체 1등을 해서 문교부장관상을 수상했던 일이다. KBS 텔레비전에도 방송되었다.

대통령기 쟁탈 전국남녀웅변대회에서
문교부장관상을 수상한 아내(1975년)

내가 웅변책을 출판할 때도 아내가 큰 도움을 주었다.

내가 정치를 하려면 이런 여자와 결혼해야겠다는 생각이 저절로 들 만큼 믿음이 갔다. 서로 지지와 격려를 하며 나를 이해해줄 수 있는 동반자가 필요하다는 것이 나의 결혼관이었다. 아내라면 그런 사람이 돼줄 수 있겠다는 생각으로 결혼했다.

군에서 제대한 뒤 결혼하고 대학을 다니면서 둘 다 웅변 전문가여서 자연스럽게 웅변학원을 차리게 되었다. 이때 JCI 청년회의소에 가입하여 지도력을 쌓는 여러 능력들을 배웠고 로칼 내무부 회장을 맡았다. 회장을 못해본 건 후회로 남아 있다. 1991년 구의원 재임과 겹쳐서 할 수 없는 상황이었다. 가장 기억에 남고 여태까지도 감사하게 여기는 것은 회의 진행에 관한 능력이었다.

지금도 나는 회의 진행 분야에 관심이 많아서 나중에 책을

내고 싶은 생각이 있다. 기업이든 관공서든 작은 모임이든 의견
수렴을 위해서 회의는 반드시 거쳐야할 과정이다. 회의에서
소정의 성과를 거두기 위해서는 회의를 제대로 진행하는 기술이
필요하다. 그렇지 않으면 가시적인 성과 없이 시간과 인력의
낭비만 초래하게 된다.

　이후 나의 웅변과 회의 진행능력 덕분에 나는 정치계에 스카우
트되었다. 지방자치제가 도입되고, 33살 때 1대 서울 중랑구의회
의원에 당선되었고, 39세 때 2대 후반기 의장이 되었는데 재임
당시 기초의회 전국 최연소 의장이었다.
웅변도 잘하고 신언서판도 어느 정도의 수준을 갖추었기 때문에
정치계에서 일하면 잘 할 거라는 평을 받았던 시기였다.

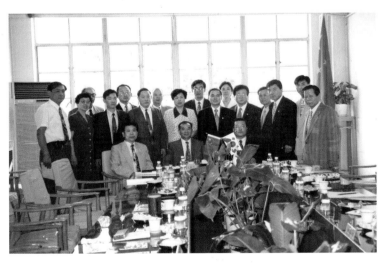

서울 중랑구의회 의장 재임 시 중국 자매도시 中國
北京 崇文區 常任委員會 '國際會議' 참석(1997년)

정변(正辯)의 중요성

여기서 한 가지 짚고 넘어가야할 점이 있다. 웅변이 많은 사람들을 앞에 세워놓고 마이크 잡고 혼자 얘기하는 단순한 말하기 기술이 아니라는 점이다. 웅변은 정신과 육체와 영혼이 혼연일체가 되어 나와 남이 한 덩어리로 교감을 이루는 마당이다.

웅변은 곧 연설이고, 연설은 한 사람이 다수를 상대로 자기 생각을 전달해서 설득하는 의사소통방식이다. 그래서 웅변을 배우고 웅변을 오래 하다 보면 외향적이고 자신만만한 사람으로 바뀐다. 웅변을 하는 동안 내 안에 자고 있던 잠재력을 깨워 밖으로 나오게 한다. 생각의 물꼬를 튼다는 표현이 적당할 것이다. 입이 한번 트이면 의외로 쉽게 말이 풀려나온다.

연사가 서는 단상이 듣는 사람의 높이보다 약간 높은 곳에 위치해 있다는 점이 상징하듯이 웅변하는 과정에서 내가 남보다 좀 더 나은 생각을 전해야 한다는 자부심과 자신감이 생긴다. 남 앞에서 내 생각을 발표하는 형식이기 때문에 자기도 모르게 배에 힘이 들어가고 어깨에도 힘이 들어간다. 난 할 수 있다는 생각을 몸으로 표현해야 하기 때문이다.

나는 많은 사람이 웅변을 하기를 바란다. 건강이 좋아지는 것은 물론, 우울증 해소에도 도움이 된다. 대인관계와 사회생활이 두루 원활해진다는 것은 내가 체득한 사실이니 장담할 수

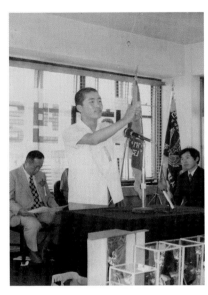
충효사상 고취를 위한 전국웅변대회에서 고등부 특상 수상(1975년)

있다. 나는 이것을 웅변건강법이라고 이름 붙였다. 건강법이라 이름붙일 만큼 장점이 한두 가지가 아니다.

첫째는 자세가 바르게 된다.

둘째는 음성이 좋아진다.

셋째는 올바른 발음과 음색을 가질 수 있다.

넷째는 대인공포증이 없어진다. 자꾸 남 앞에 서니까 그 일이 별 것 아님을 알게 된다.

다섯째는 신문을 읽고 스크랩해 가며 시사상식을 접하다 보면 교양이 쌓인다. 원고를 쓰고 읽으려니 내가 아는 내용을 애기하는 실력이 없으면 설득력이 떨어진다.

또 하나 강조할 점은 정변(正辯), 바른 말을 하는 습관이다. 밥상이나 술자리에 마주앉아 애기할 때는 아무렇게나 대충 애기해도 된다. 하지만 마이크를 들고 대중을 상대로 애기할 때는 절대로 틀린 정보를 말하거나 거짓을 말해서는 안 된다. 늘 올바른 내용을 바른 언어로 전달하는 것이 몸에 배어서 신뢰감을 심어주고 심신의 건강도 좋아진다.

우리나라 사람의 강점은 '빨리빨리', 신속한 스피드이다. 밥 먹을 때도 계산대에서도 산에 오를 때도 느리면 옆에서 재촉을 한다. 성과 지향으로 일정을 단축하는 것을 큰 자랑이자 목표로 여긴다. 그런데 자기 의견을 전달하는 데 있어서는 핵심만 요약하여 짧게 애기하는 능력이 부족하다.

말이 늘어지고 객관적인 데이터 없이 자기주장만 되풀이하여 상대를 짜증나게 하는 경우가 많다. 그렇다면 왜 핵심 전달 능력이 떨어지는 것일까?

바로 훈련이 안 된 탓이다. 자질이 없어서 그런 것이 아니라 방법을 몰라서 그렇다. 나는 웅변을 권한다. 웅변은 정해진 시간에 내용을 요점과 핵심만 효과적으로 전해야 한다. 웅변을 알고 그 기술을 익히면 누구나 말을 잘할 수 있다.

이곳 양평에서 자라나는 꿈나무들인 어린이에게 꿈과 희망을 줄 수 있는 어린이웅변교실을 열 계획을 구체적으로 세워나가는 중이다. 나와 아내의 주특기인 웅변을 주 1회 정도 지도하려고 마음먹고 있다. 웅변은 에너지가 많이 필요하기 때문에 더 나이 먹기 전에 웅변을 아이들에게 가르쳐 언제 어디서나 자신감 있는 사람으로 자라도록 도움을 줄 생각이다.

정치에서 배운 것

서울 강남구에서 관인 1호 현진웅변학원의 원장을 하던 시절, 1987년 13대 대통령 선거 후보 연설원으로 정치에 입문했다. 1988년 13대 총선 때 성동(丙)구에 출마한 영화배우였던 신영균 위원장과 인연이 되어 보좌관을 했다. 많은 것을 배우고 경험했지만 특히 대인관계와 어른 모시는 법을 배웠다.

사회생활을 하는 데 인간관계만큼 중요한 요소는 없을 것이다. 특히 상하관계가 뚜렷한 한국식 인간관계에서 어른을 어떻게 모셔야할지 아는 것은 큰 힘이 된다.

나는 신 위원장을 아버지처럼 따르고 모셨고 그분도 나를 아들처럼 대해주었다. 마침 아들인 신언식 한주에이엠씨 회장이 나랑 동갑이다. 1928년생이셨으니 우리 부모님 세대여서 나는 마음속으로 늘 아버지라고 생각하고 모셨다. 내 마음이 그분에게도 전해졌는지 나를 대하는 태도가 여간 따사롭지 않았다.

신영균 위원장의 장점은 근검절약과 정직, 실천이다. 절대로 거짓말을 하지 않았으며 한번 약속한 말은 꼭 지켰다. 기독교인으로서 연예인교회 장로였고 일요일에는 꼭 교회에 나가셨다. 사회에서는 높은 지위에 있었지만 교회에서는 헌금바구니를 들고 다니며 헌금을 받는 봉사를 하셨다.

또 하나 본받을 점은 그분의 효심이었다. 외국에 가기 전에는 꼭 어머니 묘소에 들러 인사를 했다. 큰일을 앞두었을 때도 찾아가 어머니께 보고하듯이 산소를 찾아갔다. 그리고 집안 식탁 앞에 어머니 사진을 걸어두었다. 그걸 보면서 나도 나중에 저렇게 해야지 마음먹었다. 지금 나도 우리 집 거실에 가족사진과 어머니 사진을 걸어두었다.

신영균 위원장이 사회적으로도 많은 사람에게 귀감이 된 일도 있었다. 명보극장, 제주영화박물관 등 500억에 달하는 사재를 기부한 일을 보고 나는 큰 감동을 받았다. 그런 훌륭한 분의 보좌관을 했다는 사실이 내게는 더없는 영광이었다. 내가 '하루 100원기부운동'을 시작한 것도 그분의 영향을 받은 덕분이기도 하다.

신영균 위원장께서는 내가 1대 구의원 출마할 때 사무실 개소식

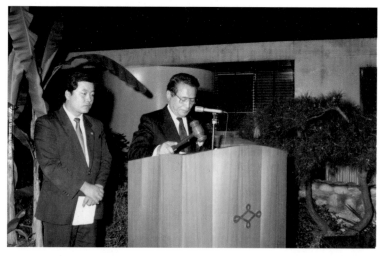

신영균 위원장 보좌관 시절(1988년)

과 유세 장소에 오셔서 격려해주셨다. 구청장 후보 공천심사 때도 많은 도움을 주셨다. 정치계의 스승으로 인생의 중요한 시점에 여러 도움을 주셔서 고마운 마음을 늘 잊지 않고 있다.

인생의 고비마다 도움을 받고 가르침 받은 것은 돌아보면 참 다행이라는 생각이 든다. 그때 내가 그 분을 만나지 않았다면, 그때 나에게 그런 기회가 주어지지 않았다면, 하는 순간이 여러 번 있었다.

의장으로 재임 중일 때 초등학교 동기동창 최기수 회장이 2대 구의회 동료의원이었다. 친구이기 때문에 오히려 도움을 주지 못한 것이 세월이 흐른 뒤에도 두고두고 빚으로 남아 있다. 최 의원의 조부이신 최공식 할아버지께서는 모교인 서울중화초등학교 부지를 무상으로 기부하신 분이다. 아무나 할 수 없는 일을 큰마음으로 하셔서 사회활동을 하는 우리에게 언제나 귀감이 되었다. 그걸 알면서도 친구에게 힘이 되지 못한 것이 못내 아쉬움으로 남아 있다.

끝까지 정치에 몸담고 내가 꿈꾸던 위치까지 올라갔다면 그것도 기쁘고 복된 인생이겠지만, 결국 정치를 떠났어도 삶에서 정치가 나에게 엄청난 스승 역할을 했다는 것 역시 큰 보람이다. 좌절이 아니라 다음 단계의 인생에 발판이 되었으니 얼마나 감사한 일인가.

불가근 불가원(不可近 不可遠)

멀지도 가깝지도 않은 당신. 세상을 살다보면 먼 사람보다 가까운 사람한테 당하는 일이 더 많다. 불행도 거기서 싹트고 다툼도 거기서 나온다. 사업은 엄청난 집중력을 요구하는 일이라 늘 마음이 평안해야 일이 잘된다. 그래서 가능하면 분란을 피하고 조용히 살고 싶다. 그러다보니 저절로 사람들과 불가근 불가원의 관계를 맺게 되었다. 조금만 거리가 좁아지면 벌써 스트레스의 원인이 된다.

주변에 힘들고 눈물겹게 돈을 번 사람이 많이 있다. 이 사람들도 다 같지 않고 대개 두 부류로 나뉜다. 자기가 고생해서 성공했기 때문에 남이 고생하는 거 알아보고 도와주는 정 많은 사람이 있다. 반면에 더 악랄하게 남을 짓밟으려는 사람도 있다. 자수성가한 사람이 남의 설움 안다는 건 선입견이다. 자기 나름의 고집과 편견을 가지는 것은 그만큼 위험하다.

물론 고생하면서 자수성가한 사람이 남의 아픔과 설움을 잘 이해해서 너그럽고 따뜻한 사람이 된 경우도 실제로 많다. 그런가 하면 자신의 능력이 출중하기 때문에 좀 부족한 사람을 참지 못하고 경멸, 무시하는 이들도 적지 않다. 이 점을 항상 경계해야 한다. 독불장군은 살아남기 어렵다. 나도 이 점을 늘 마음으로 다짐한다.

오죽하면 강한 자가 살아남는 것이 아니라 적응하는 자가 살아남는다는 말이 나왔겠는가. 그만큼 남과 더불어 사는 삶이 소중하다는 말일 것이다. 강한 사람이 처음에는 반짝 성공할 수 있지만 오래 유지하기 위해서는 사회에서 원하는 바를 몸에 익히는 적응력이 따라주어야 한다. 적응한다는 건 다른 사람의 삶의 방식을 인정하고 나도 거기에 몸을 맞춘다는 뜻이다.

보통 사람들이 불가근 불가원, 이라는 말을 사용할 때는 대개 부정적으로 쓴다. 별로 마음에 들지는 않는데 이해관계가 얽혀 있으니 어쩔 수 없이 적당한 관계까지는 유지해야 한다는 속내를 드러내는 말이다.

끊지는 못하고 마지못해 거리를 둔다는 뜻으로 쓴다면 상대를 얕보는 느낌이 든다. 그보다는 내가 적당한 거리를 둠으로써 상대의 부담도 줄어들고 나도 사심 없이 타인을 대하게 하는 소통의 배려라고 생각하고 싶다.

'시작은 미약하나 끝은 창대하다'는 말이 있듯이 언젠가는 가랑비에 옷 젖듯이 시나브로 가까워지면서 자연스레 오래 가는 좋은 관계로 발전할 것을 기대한다. 좋은 사람인 줄 알고 가깝게 지냈더니 실제는 나쁜 사람이었다는 말을 할 상황이 온다면 양쪽 모두에게 슬픈 일이다.

그저 그런 사람인줄 알았는데 사귀면 사귈수록 진국이라는 말을 하게 될 순간이 오기를 바란다. 시간이 흐르면서 나빠지는 것보다 좋아지는 것이 인생에서는 바람직한 경험이다.

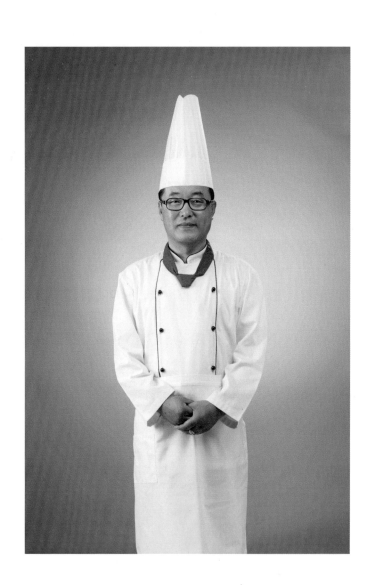

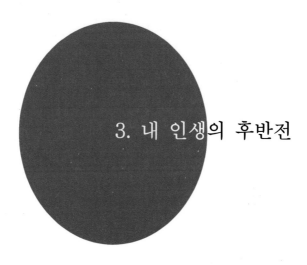

3. 내 인생의 후반전

팥죽 맛을 보다

내가 팥죽이 맛있다는 것을 알게 된 것은 대학을 다니던 광주에
서였다. 지금도 우리 집 고객의 상당수는 전라도 분들이다. 예전
에 어릴 때 먹었던 팥죽 맛을 찾다가 우리 식당을 알게 되고
맛을 본 뒤 단골이 되었다. 그럴 정도로 전라도 사람의 팥죽
사랑은 유별나다. 여름이면 계절보양식으로 팥칼국수를 먹고
자랐으니 무리도 아니다.

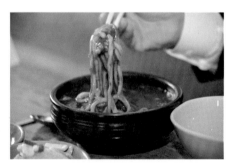

대학생 시절, 광주 터미널에서
사먹던 팥칼국수

광주에서 대학교를 다
닐 때 서울에 올라가려
면 고속버스를 타야해
터미널에 가곤 했다. 바
로 가까이에 양동시장
이라는 그 지역에서는
상당히 규모가 큰 재래

시장이 있었다. 나는 터미널을 오갈 때면 그 시장에 들러서
팥죽을 사먹곤 했다. 외삼촌댁에서 먹어봤기 때문에 나도 팥죽의
진미를 이미 알던 터였다. 그 후로도 팥죽 생각이 나면 종종

사먹곤 했다.

여러 사업을 하다 식당을 개업하고자 양평에 왔다. 가게자리를
보러 다닐 때 그 추억은 결정적인 역할을 했다. 전통음식점이라
는 간판을 내건 식당 메뉴판에는 수십 가지의 메뉴가 적혀 있었
다. 생선조림, 된장찌개, 빈대떡은 물론 안 되는 음식이 거의
없을 정도였다.

그런데 메뉴판 속에서 내 눈길을 끈 음식이 있었다. 팥죽과
들깨수제비였다. 내 머
리에는 전광석화 같은
빛이 지나갔다. 왜 이
것이 이제야 생각났을
까? 모든 것에는 때가
있다는 것을 깨닫는 순
간이었다. 저 메뉴를
하면 잘 될 것 같은 느낌

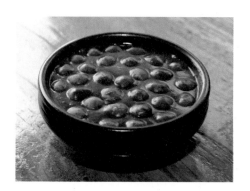

내 인생을 바꾼 팥죽

이 거의 확신처럼 다가왔다.

바로 옆에 주유소가 붙어 있었지만 내게는 문제가 되지 않았다.
사실 사람들 사이에 주유소 옆 식당은 장사가 안 된다는 통설이
있었다. 메뉴도 마음에 걸리는 점이 아주 없지는 않았다. 예전에
도 건강식을 취급하는 식당이 몇 곳 있었지만 다 성공하지 못했
다.

지금도 사정은 크게 다르지 않다. 사람들이 밖에 나와서 음식을 사먹을 경우 대체로 건강에 좋은 음식보다는 당장 내 입맛을 끌어당기는 음식에 끌린다. 나는 이런 징크스를 깨고 싶었다. 맛과 건강, 두 마리 토끼를 잡아야겠다는 야심찬 계획이 가슴에서 싹트고 있었다.

매스컴에서는 무병장수를 넘어 유병장수를 운운하며 백세시대에 대비할 것을 종용하고 있다. 그 어떤 가치보다 건강을 최우선으로 고려하는 시대이다. 건강에도 좋고, 맛도 좋고, 매력도 있는 음식, 팥죽이 바로 그런 음식이다. 나는 지금도 음식이나 사업에서 건강을 늘 첫 번째 고려사항으로 삼는다.

노자도 이미 도덕경에서 신외무물(身外無物), 몸 외에는 아무것도 없다고 설파했다. 돈과 명예에 집착하면 크게 망하는 수가 있으니, 만족을 알고 멈추면 인생에 위태로움이 없다고 했다. 이 세상에 자신의 몸, 즉 건강을 최고 가치로 여기라고 미래의 우리에게 일러준 것이다. 아버지와 형을 일찍 잃은 나는 그 말의 참뜻을 너무도 잘 알고 있다.

건강 식당을 테마로 정하고 가게를 인수한 뒤 팥죽 만드는 법과 메뉴 개발에 총력을 기울였다. 식당업은 두 가지가 결정적이다. 메뉴와 입지. 입지는 강과 산을 끼고 발달한 아름다운 동네인 양평이니 두 말할 필요가 없었다. 문제는 메뉴였는데 건강에도 좋고 맛있으며 주변에서 흔히 접할 수 없는 별미라는 점에 역점을 두었다.

누누이 말하지만 나는 어릴 때부터 음식을 무척 신경 썼으며, 몸에 좋은 음식 먹는 것을 지나치리만큼 중시한다. 그래서 고객에게 파는 음식 역시도 그래야 한다고 생각한다. 아마도 내가 패기만만한 건강한 젊은이였다면 그 생각을 실천에 옮기지 못했을지도 모른다.

어느 정도 인생의 경험이 쌓이고 나니 건강만큼 중요한 게 없다는 것을 몸소 깨닫게 되었다. 게다가 돈도 벌고, 일하면서 보람까지 얻을 수 있는 일이 뭐가 있을까, 하는 데까지 생각이 나아갔다. 웰빙 식단을 제공하는 식당을 운영하자는 결정은 의외로 쉽게 내렸다. 운명 같았다.

정치를 떠나야 했던 이유

나는 사실 정치가로서의 삶에 자신이 있었다. 웅변을 통해 정치 일선에 나선 분들의 연설을 많이 도와주기도 했고, 사람을 상대하는 일이라면 못할 것이 없다고 생각했다. 그리고 실제로 어느 정도는 해냈다고 자부한다.

일에는 여러 과정이 있다. 조금 높은 자리로 옮겨가려고 하다 보니 나 자신의 능력으로만 되는 것은 아니었다. 내가 이제 와서 이런 말을 한다는 것이 다시 안 먹을 줄 알고 우물에 침

뱉는 일이 될지 모르지만 나한테는 중요한 문제라 간단히 얘기를 하고 넘어가겠다.

유럽 어느 나라는 국회의원을 봉사직으로 생각해서 저임금을 받고 일한다고 한다. 자기의 능력이 사회에 보탬이 되기만을 바라고 평생 쌓아온 노하우를 사회를 위해 쓰는 것이다.

우리나라는 아직 정치가가 사회에서 높은 지위를 차지하거나 또는 국민 위에 군림한다는 의식이 강하다. 소위 높은 자리에 올라 출세한다는 것이다. 그러니 출세를 위해 돈을 많이 쓰게 된다. 맨 땅에 헤딩하는 식으로 정치하려는 내가 살아남기 어려운 환경이었다. 돈도 필요하고 소위 융통성이 있어야 한다.

나는 성격이 너무 곧기만 하다. 이런 사람은 부러지게 되어 있다. 자기 원칙이 강해서 내 생각과 맞지 않는 일에 굽힐 줄을 모른다. 남이 다 내 생각과 같지 않으니 적당히 타협하고 넘어갈 일도 많은데 나는 그걸 잘 하지 못했다.

어려운 일이 있을 때면 나는 '묵내뢰(黙內雷)' 세 글자를 머릿속에 떠올렸다. 황대권의 <야생초 편지>에도 이 말이 나온다. 겉으로는 침묵을 지키고 있지만 속으로는 우레와 같다는 말이다. 외유내강(外柔內剛)이라는 말과도 상통한다. 자신을 돌아보게 만드는 이 말을 붓글씨로 써서 액자를 걸어놓은 집도 더러 보았다.

세상에 나아가 여러 사람과 어울려 예상치 않은 상황을 만날 때 이 말을 되새기면 나 자신이 약해지거나 흔들리는 것을 막을 수 있다. 누가 뭐래도 나는 내가 가야 할 길이 있다고 확신하며 가슴속에 들끓는 열정을 잠재웠다. 돈을 써서 정치한 사람은 임기가 끝나면 허무하고 평생 떳떳하지 못하지만 나는 아쉬움은 남았어도 지금 행복하다.

정치뿐만 아니라 더불어 사는 사회에서는 너무 정직해도 안 된다. 봐도 못 본 척 넘어가줘야 할 일도 많다. 싫어도 내색하면 안 되고, 정치적인 표정으로 자신의 본심을 숨겨야 한다. 나는 그게 잘 되지 않았다. 싫은 것을 싫다고 표현하고, 안 되는 일은 안 된다고 똑 부러지게 말해야 직성이 풀린다. 이런 나를 두고 딱하다는 듯 안타까워하며 어떤 사람이 한 말이 있다.

"적당히 하게. 그래서 어떻게 정치를 하겠어. 물이 너무 맑으면 고기가 없고, 사람을 너무 살피면 친구가 없다는 공자님 말씀도 모르나."

맞는 말이다. 지나치게 결벽하면 주위에 사람이 모일 여지가 없다. 세상살이가 그래선 안 된다는 애정 어린 충고다. 내가 그 생각을 전혀 하지 않은 건 아니다. 그런데 그게 맘대로 되질 않으니 문제였다. 중이 절 싫으면 절을 떠나는 수밖에 없었다. 나는 미련 없이 정치를 접고 내 살 길을 도모하기로 했다.

그때 내 나이 쉰 살이었다. 불혹(不惑)의 마흔을 넘어 지천명(知天命)이라는 하늘의 뜻을 아는 쉰 살이 되었다. 이제 뭘 해도 평생 직업을 찾아야 한다는 생각으로 이곳저곳 돌아다녔다.

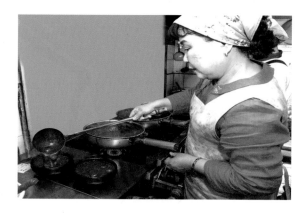

제 2라운드의
인생을 대비
하자는 마음
이었다.
 집을 이사하
고 식당을 할
생각으로 아

내의 고향인 가평군 설악면을 둘러봤다. 가평은 산천도 수려하고
물은 좋은데 조금 더 번화한 곳을 찾아보고 싶었다. 그러다
찾은 곳이 양평이다. 첫 눈에 마음에 들었다. 앞에는 상수원인
맑은 북한강이 흐르고 뒤에는 산이 있어 포근히 감싸고 있는
마을이었다. 나는 40년 된 양옥집을 샀다. 그리고 식당을 세
얻어 문호리 팥죽을 시작한 것이다.

문호리 팥죽의 '오곡 옹심이 팥죽정식'

나는 사람들이 가진 팥죽에 대한 생각을 바꿔보고 싶었다.
집에서 간식으로만 먹거나 시장에 갔다가 잠깐 사먹는 간편식이
라는 이미지에서 제대로 반찬을 갖춰먹는 요리로 업그레이드시
키는 것이다. 그래서 맛좋고 품격 있는 반찬을 세 가지 개발했다.
 백김치, 오이지무침, 무말랭이. 이 세 가지 반찬은 손님들이

남기지 않고 거의 다 드시는 인기반찬으로 자리 잡았다. 무말랭이는 식당에서 용기에 담아 따로 판매하는데 포장판매나 택배주문이 많은 걸 보면 많은 사람들의 입맛에 맞는 반찬인 것은 분명하다.

백김치는 보통 집에서 담그는 것과 다를 바 없지만 좀 신경을 쓰는 부분은 배와 양파를 갈아서 단맛을 내고, 밤 대추를 넣고 오곡옹심이 재료로 풀을 쑤어서 조미료 없이 만든다는 점이다. 팥죽을 먹고 입이 텁텁할 때 백김치를 한 입 먹고 씹으면 입안이 개운해진다.

무말랭이는 순수 국산 무말랭이를 선별해서 간장, 젓갈을 달여 국산고춧가루로 만든다. 오이지는 미리 담가놓고 매일 소비할 양만큼 꽉 짜서 참기름, 들기름으로 맛있게 무친다. 기름도 양수리에 있는 기름집에서 옛날방식으로 짠 것을 사용한다. 마지막 한 방울을 먹을 때까지 기름병 바닥에 침전물이 남지 않을 정도로 깨끗하고 질이 좋은 기름이다.

음식은 좋은 재료가 8할이고 정성으로 만드는 기술이 2할을 차지한다고 생각한다. 좋은 재료를 써서 맛있고 건강한 음식을 만들고자 하는 것은 문호리 팥죽의 자존심이다.

우리 식당에 오는 손님들은 대개 팥죽에 대한 옛날 추억이 많을 것이다. 나 역시 광주 양동시장을 다닐 때 시장통에서 할머니가 즉석에서 만든 팥죽을 대접에 퍼주면 간이의자에 앉거나 선 자리에서 호호 불면서 먹었다. 값도 싸고 맛도 있고 먹고 나면 속이 훈훈하다. 나뿐만 아니라 많은 사람이 팥죽에 관한 한 이런 추억이 있을 것이다.

그 기억을 가진 사람은 우리 집 팥죽이 비싸다는 생각을 할 수도 있다. 백반 한 그릇 값이 웃도는 가격으로 팥죽을 먹다니 뭔가 밑지는 느낌이 들 수도 있다. 그런데 나는 배곯던 시절이 지난 지금, 발상의 전환이 필요하다고 생각한다.

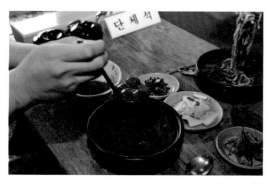
문호리 팥죽 정식

문호리 오곡 옹심이 팥죽은 시장에서 간단히 먹던 팥죽과는 전혀 다른 음식인 것이다. 밥 대신 팥죽을 먹는 것뿐이지 갖출 것을 다 갖춘 정식메뉴이다. 섬유질과 비타민이 많은 질 좋은 국산 채소에다 견과류와 들기름이 들어가 불포화지방산을 보충해주고, 팥죽으로는 단백질을 섭취한다. 어지간한 정찬 못지않은 영양식이다.

팥죽은 평생 보험

붉은색은 나에게 행운의 색이다. 붉은색과 관련된 건 다 좋은 일로 연결되었다. 팥을 사오는 날이면 나는 팥알을 손으로 만져보면서 다짐한다.

'이 붉은 팥이 나에게 행운을 가져다줄 거야. 팥죽이 건강식임을 세상에 알리고 내 평생 사업으로 굳히는 것을 목표로 삼자.'

목표는 훗날 이루는 것이 아니라 내가 지금 살아가는 매일매일이 목표에 다가가는 나날임을 마음 깊이 새긴다. 문호리 팥죽에 나의 남은 인생을 바치기로 굳게 결심했다.

구의원직이 무보수이기 때문에 나는 먹고 살기 위해 다른 일들을 해야 했다. 피자가게도 하고 편의점도 하고 감자탕, 해장국집도 했다. 성공했다고는 못 해도 그럭저럭 먹고는 살았다. 그러다 찾은 게 팥죽집이다.

아무리 생각해도 나와 팥죽은 찰떡궁합이고 가히 운명적인 만남이다. 노사연의 노래 <만남>에 나오는 가사를 들을 때 나는 사람이 아니라 가게를 생각한다.

"우리 만남은 우연이 아니야. 그것은 우리의 바램이었어."

식당 문을 닫고 밤에 집에 들어가 하루 일과를 돌아보며 이것저것 생각할 때가 있다. 문제가 있었던 일도 짚어보고 내일 할 일, 장볼 것들도 점검한다. 나는 보좌관 시절부터 메모하는 습관을 생활화했다. 실질적인 사항들 말고 그냥 막연히 여러 궁리를 할 때면 나는 혼자 피식 웃을 때가 있다.

어쩌다 내가 팥죽집 주인이 됐을까. 결국 언젠가는 도달할 수밖에 없는 나의 숙명이라고 생각한다. 나는 유난히 빨간색을 좋아한다. 내가 즐겨 매는 나비넥타이도 빨간색이 많고 내 차도 빨간색이다. 나는 빨간색이 마냥 좋다. 빨간색을 보면 에너지가 넘치고 기분이 좋다.

나만 그런 게 아니라 우리 조상들도 붉은색이 상서로운 기운이 있어서 삿된 기운을 물리친다고 생각했다. 이사를 가거나 궂은 일이 있을 때 팥죽을 끓여 대문에도 바르고 마당에도 뿌렸다. 악귀가 물러가라는 뜻이다. 나도 사람들에게 그런 역할을 하고 싶다.

우리 집에 오는 사람이 팥죽 한 그릇 먹으면서 궂은일은 잊고 나쁜 기운도 떨쳐버리기를 바란다. 식당 문을 나설 때면 산뜻하고 가벼운 발걸음으로 돌아갔으면 좋겠다. 그런 생각을 하면서부터 내가 하는 일과 만드는 음식에 더 애착이 갔다.

세상에는 몸에 안 좋은 음식도 생업 때문에 어쩔 수 없이 파는 사람도 많다. 술과 담배도 그렇고, 기름기가 많은 고기나 너무 매운 자극적인 음식은 먹을 때 입은 즐겁지만 뒤탈이 나고 반복되면 병까지 얻는다.

그런데 팥죽은 건강식이면서 많이 먹을 수도 없는 음식이다.

술처럼 과음이 불가능하다. 한 그릇 먹으면 딱 맞고 아쉬우면 조금 더 먹는 정도다. 먹으면 속이 든든하고 몸이 따뜻해지면서 소화도 잘 된다.

나는 음식을 팔면서도 마음이 편하다. 건강에 좋은 음식을 판다는 것이 내게 자긍심을 심어준다. 유행도 타지 않고 날씨와 기후, 전염병과도 아무런 상관이 없다. 오래도록 내가 건강하고 의욕을 잃지 않고 열심히 하기만을 바란다. 내 능력이 달리지 않게 노력을 하는 일만 남았다.

내게 장사에 도움이 될 장점이 있다면 숫자 암기가 빠르다는 것이다. 손님을 상대할 때도 물건을 구매할 때도 아무래도 순발력 있게 움직일 수 있다. 속도를 미덕으로 아는 것이 우리의 국민성이다. 조그만 늦어도 왜 그렇게 꾸물거리느냐고 답답해한

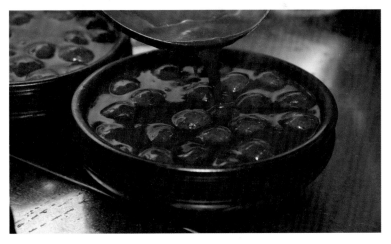

오곡 옹심이 팥죽

다. 내가 개발한 빠른 계산법은 별 것 아니지만 손님을 기다리지 않고 편하게 해줄 수 있다.

어느 날 문득 앞으로의 내 인생에 팥죽만큼 큰 보험도 없다는 생각이 들었다. 자기가 좋아하고 잘 하는 일을 직업으로 삼은 사람만큼 행복한 사람은 없다고 한다. 내게는 팥죽이 그런 역할을 한다. 가능하면 오랜 시간 팥죽을 매개로 세상과 만나고 사람들에게 맛있는 음식을 먹으며 행복한 미소를 짓게 하는 것이 나의 소망이다.

4. 100세 시대, 건강이 화두

100세 시대, 우리는 어떻게 대비할 것인가?

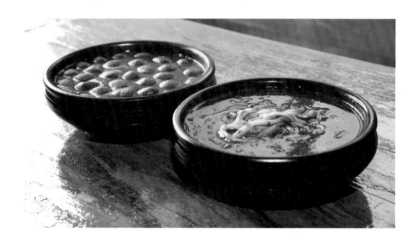

백세시대를 말로만 부르짖을 것이 아니라 몸과 마음이 다 건강하게 살 수 있는 좋은 식습관, 생활습관을 몸에 익혀야 한다. 우리 몸은 우리가 살아온 대로 만들어지는 것이다. 아무거나 마구 먹으면서 관리를 전혀 안 하는데 건강할 수는 없다.

건강에 관한 수없이 많은 지침과 원칙들이 있지만 기억하기도 쉽고 의미도 깊은 말씀 한 가지를 소개하겠다. 법륜 스님이 쓴 <인생수업>의 마지막 장에 나오는 이야기이다. 앞으로의 우리 삶이 복되고 건강하게 살기 위해서 피해야할 것, '너무

지나치지 말라'는 조언이다.

소비사회, 과잉의 시대를 살면서 우리는 넘치게 많은 것을 자신에게 공급한다. 이것이 결국은 몸과 마음을 혹사시키는 일이라는 뼈아픈 충고의 말씀이다. 지나친 것은 모자람보다 못하다는 말은 진리이다. 적게 먹어서 탈나는 법은 없다. 너무 많이 먹어서 탈이다. 우리 몸은 지금 '제발 그만'이라면서 시위를 하고 있는 형국이다.

법륜 스님이 경계하라고 한 대표적인 지나침 세 가지는 아래와 같다.

1. 과식하지 마라

2. 과음하지 마라

3. 과로하지 마라

성장기를 지난 어른이 많이 먹는 것은 몸에 독소를 공급하는 일이라고 한다. 정량을 초과해서 먹은 음식을 분해하고 해독하는 데 많은 에너지를 써야하니 정작 해야 할 일은 못한다. 몸이 피로할 때면 뭘 챙겨먹을 것이 아니라 잠깐 위장을 쉬게 해주는 것이 더 빨리 회복되는 길이라는 한의사의 말과도 통하는 얘기다.

나는 술, 담배, 육식을 하지 않고 가급적 건강식을 먹는다. 과식을 하지 않고 채식 위주로 적당한 양만 골고루 먹는 습관이 이제는 몸에 뱄다. 식습관은 말 그대로 습관이다. 한번 길이 들면 바꾸기 어렵기 때문에 좋은 식습관을 들이도록 신경을 써야 한다.

과음에 대한 것은 새삼 말할 필요도 없을 것이다. 술은 몸을 냉하게 하고 피를 탁하게 한다. 해독에 많은 에너지를 써서 몸이 피곤해지는 것은 말할 것도 없다. 과음이 불러온 실수는 차치하고라도 과음은 우리 몸을 가장 빨리 쑥대밭으로 만드는 지름길이다.

과로, 이 문제에 대해서는 할 말이 많다. 1970년 우리나라가 산업화의 물결을 타기 시작하면서 우리는 근면, 성실, 정직이라는 구호를 여기저기서 목격하며 살았다. 학교의 교훈이었고, 집의 가훈이었고, 회사의 사훈이었다.

거의 획일적이다시피 한 이 구호대로 우리나라 사람은 정말 열심히 일했다. 그래서 이 나라를 이만큼 발전시킬 수 있었다. 그런데 부작용도 만만치 않았다. 지나친 경쟁사회가 되어 조금 모자란 사람은 왕따를 시키거나 낙오자로 낙인찍는다. 함께 잘 사는 사회는 요원해졌다.

어쩌다가 인심 좋고 정이 많은 우리 민족이 서로 질시하고 경계하며 분열하게 되었을까? 강북, 강남의 문화가 다르고 생활이 다르고 생각마저 다르다. 국토가 휴전선 남북으로 갈라진 것도 모자라 문화까지 한강을 기준으로 영영 멀어져 서로 배타적인 생각을 갖고 대하는 지경에 이르렀다.

미국에서 아메리카 인디언들에게 학교교육을 시키면서 생긴

일화는 널리 알려져 있다. 시험을 보는 시간이었는데 아이들이 우르르 한곳에 몰려 답을 의논하고 있었다. 선생님이 시험 분위기 나쁘다고 야단을 쳤다.

"뭐 하는 거냐? 빨리 제자리에 가서 각자 문제를 풀어라."

인디언 아이들이 대답했다.

"우리는 어려운 문제가 생기면 항상 이렇게 의논해서 해결했어요. 혼자서는 할 수 없는 일도 여럿이 하면 쉽게 할 수 있고 잘 풀 수 있는데 왜 혼자 해야 하죠?"

우리는 이 문화를 잃어버렸다. 부모도 선생도 나 혼자만 열심히 잘해서 남을 누르고 올라서라고 가르친다. 그러다 보니 남을 이기려면 과로를 할 수밖에 없다. 과로를 하면 몸이 피곤한 것은 가벼운 문제요, 얼마 안 가 정신이 황폐해진다. 인간의 몸은 일과 휴식과 놀이를 고르게 하도록 설계되어 있다고 하지 않는가.

주변에 우울증 환자, 불면증 환자는 왜 그렇게 많은지 모르겠다. 지금 도시의 빌딩마다 신경정신과의원이 생기고 각종 힐링센터와 명상 프로그램이 성황을 누리는 것만 보아도 알 수 있다. 그래봐야 일시적인 효과밖에 거둘 수 없다. 쉬어야 한다. 조금 덜 일하고 몸이 회복해서 새로운 힘을 낼 수 있을 때까지 자신이 좋아하는 시간을 보내야 한다.

법륜 스님의 말씀의 핵심은 '과식, 과음, 과로 피하기'라는 기준으로 우리가 여태 반성 없이 앞만 보고 살아왔던 삶을 돌아보라는 뜻이리라. 백세까지 살려면 각자 나름대로 생각도 계획도 많을 것이다. 무엇보다 지금까지 자신을 몰아붙였던 나쁜 생활방식을 돌아보고 조금씩이라도 바꾸어 나가야할 것이다.

위즉기(危卽機)라는 말을 좋아한다. 위기가 닥치면 그것을 기회로 삼아 새로운 국면의 인생을 맞이하면 된다. 두려워할 필요 없다. 어떤 위기 속에도 틈은 있다. 죽으란 법은 없다는 말이다. 눈을 크게 부릅뜨고 우리 앞에 기다리고 있는 새 시대의 삶을 맞이하자.

마음의 건강도 챙기자

몸이 무너지면 마음도 함께 무너진다. 몸이 건강하면 마음도 어느 정도는 건강하다. 요즘 심신의학 분야가 여러 사람에게 관심과 각광을 받고 있다. 몸과 마음은 하나로 연결되어 있어서 서로 영향을 미친다는 이론을 근거로 병을 치료하는 의학 분야이다.

예를 들면 오랫동안 허리통증으로 고생하는 사람이 있다. 병원에 가서 엑스레이, MRI, CT 다 찍어 봐도 아무 이상이 없다. 그런데 허리가 가끔 끊어질 듯 아프다. 심신의학자들은 상담을 통해서 이 사람이 가진 병의 원인을 찾아낸다.

허리가 아픈 사람은 주로 지나치게 강한 책임감을 가진 사람들이다. 너무 많은 짐을 지고 산다는 이야기이다. 그것을 몸이 대신 호소해주는 것이다. 가족관계에서도 일방적으로 많은 의무를 지고 큰 역할을 해온 사람이 많다. 심리 상담을 통해 이런 문제들을 짚어주고 해법을 함께 연구하면 마음이 편안해지면서 허리통증도 치료가 된다는 것이다.

믿기 어렵겠지만 여러 임상실험에서 이 이론의 타당성이 밝혀졌다. 서양에서도 십년 전만 해도 전혀 인정하지 않고 있다가 지금은 연구자들이 늘어나고 있다. 그만큼 우리 인간의 몸은 복잡하고 여러 경로를 통해 병이 전달되는 구조를 가졌다.

우리나라가 경제적인 외형의 화려한 발전과 풍요에도 불구하고 그 속에서 살고 있는 사람들의 내면은 지치고 병들어 있는 경우가 많다. 풍요 속의 빈곤이랄까. 내가 아무리 열심히 일해서 돈을 벌어도 도저히 따라잡을 수 없는 소비 수준이 있다. 상대적인 빈곤 때문에 우리 영혼은 늘 결핍을 느낀다.

자살률이 몇 년 째 OECD 국가 평균의 두 배를 넘는 수치로 압도적 1위를 기록하고 있다. 학교폭력과 학업 스트레스 등으로 인해 스스로의 생을 마감하는 청소년들의 숫자가 가파르게 증가하고 있다. 우리의 급변하는 사회구조는 전 세계 사회학자들의 연구 대상이기도 하다.

2012년에 발표된 UN의 '세계행복보고서'에서 한국인의 행복도가 UN 150개 회원국 중 56위로 하위권이다. "잘 살아보세"가 지향했던 국민 소득 목표를 훌쩍 뛰어넘어 초과 달성한 오늘날, 적지 않은 국민들이 잘 살고 있다는 느낌을 받지 못하고 있다.

'과연 무엇이 문제일까?'

백세시대가 도래한다고 하지만 오래 사는 것만이 능사가 아니다. 건강한 장수는 어떻게 해야 이룰 수 있을까 곰곰 생각해봐야 한다. 무한경쟁의 사회 분위기 속에서 뒤처지면 낙오자가 되니 목표점을 향해 앞만 보고 달려가기에 바빴다.

한국인들의 조급증은 유명하다. 그것이 다 스트레스와 긴장을 부추기는 요인으로 작용해왔다. 마음이 좀 쉬고 싶다고 말해도 못들은 척 하며 열심히 살아왔다. 그 후유증이 지금 서서히 나타나고 있는 것이다.

나는 식당을 찾아오는 손님의 표정을 보면서 여러 가지 생각에 젖어들곤 한다. 편안하고 환한 미소를 머금은 행복한 얼굴을 마주하면 나까지 마음이 밝아진다. 어떤 사람은 옷은 좋은 것을 입었는데 얼굴에 신경질과 짜증이 얹혀 있다. 누가 건드리기만 하면 당장이라도 싸우자고 덤빌 것 같은 얼굴이다. 그런 인상으로 다니면 좋은 일이 생기기 어려울 것 같다는 주제넘은 걱정도 해본다.

경제 성장과 더불어 건강에 대한 관심이 크게 늘어 가벼운 감기만 걸려도 병원을 찾고 밤늦은 시간 헬스클럽에서 땀 흘리며 건강 관리하는 사람도 많다. 건강보조식품이나 몸에 좋은 음식은 멀리까지 가서도 찾아 먹는다. 그러나 정작 자신의 마음이 아프다고 호소하는 소리는 듣지 못한다.

세계보건기구(WHO)는 건강에 대해 '신체적, 정신적, 사회적으로 안녕한 상태'라고 정의하고 있다. 세계보건기구의 건강에 대한 기준으로 보면 우리 사회는 안녕하지 않다. 사회적으로는 실업과 빈부격차 등의 문제가 있고, 정신적으로도 불안과 우울을 많이 느낀다. 정신적 측면을 소홀히 한 결과가 우리 사회는 정신건강적 위기 상황에 있다.

프로이드는 정신건강을 "일하고, 사랑하고, 놀 수 있는 능력"이라고 했다. 정신건강의 문제를 방치한다면 아무리 소득이 늘어나고 몸이 건강하다 해도 제대로 일을 할 수 없다. 가족과 친구들과도 좋은 마음을 주고받을 수 없으며, 좋아하는 것들을 즐길 수도 없게 된다.

지금이라도 늦지 않았다. 이제부터라도 그동안 소홀히 여겼던 정신건강에 관심을 갖고 심신의 건강에 균형을 찾아야 한다. 정신건강을 가꾸기 위해서는 우리 마음을 돌아보고 보살피는 노력이 필요하다.

조선시대 음식문화

어느 나라나 고유의 음식이 있고 그 음식과 관련된 문화와 전통이 있다. 음식에 있어서는 우리나라도 어느 나라 못지않은 역사를 가지고 있다. 채소와 고기, 해산물을 이용한 다양한 음식은 맛도 뛰어날 뿐만 아니라 건강에도 좋다.

미국의 한 병원에서는 환자들의 건강을 생각해서 한국식단을 도입했다는 뉴스를 본 적이 있다. 미국의 대학 식당에서는 한국의 김치가 버젓이 샐러드의 한 종류로 자리 잡고 있다는 얘기를 유학을 다녀온 사람에게 들었다. 더 놀라운 건 김치가 상당히 인기가 높다는 사실이다.

일본사람들이 우리의 김치를 가져다가 자기 것인 양 '기무치'라는 상품명을 붙여 세계에 내놓았다가 욕을 먹은 적이 있었다. 우리나라에서는 국가 차원에서 항의를 하고 법석을 떨었지만 그것도 옛날이야기이다. 지금은 어지간한 사람들은 김치가 한국음식이라는 것을 잘 알고 있다.

더 나아가 21세기 세계를 이끌어갈 음식으로 발효식품을 꼽고 있다. 서양인들은 요구르트 하나 만들어서 몸에 좋은 발효식품이라고 치켜세우지만 우리는 매일 밥상에 발효식품을 빠뜨리지 않고 올린다. 각종 장류와 수십 가지에 이르는 김치 덕분에 우리나라의 스포츠 선수들이 세계무대에서 맹활약한다는 말이

나올 정도다.

우리는 거의 모든 채소로 김치를 담근다. 최근에는 고들빼기에 이어 민들레 김치가 인기를 끌고 있다. 울릉도에서만 나는 명이 나물 장아찌는 요새 인터넷 판매를 기화로 웰빙족들의 애호식품이 되었다. 더구나 장아찌가 항암작용과 해독작용을 한다는 말이 돌면서 장아찌 붐이 일고 있다.

장아찌를 일종의 피클로 보는 사람도 있다. 계절마다 나는 다양한 재료를 장아찌로 만들어 사계절 두고 밑반찬으로 먹을 수 있다는 장점이 있다. 한민족은 음식을 사랑하는 민족이라 새로운 식단을 개발하는 데도 무척 부지런하다.

처음에는 퓨전음식이라고 해서 우리 음식과 외국음식을 조화롭게 결합시켰다가도 얼마 안 가 우리만의 독특한 메뉴로 완성해 낸다. 그만큼 우리 민족은 식감이 발달한데다 좋은 기후와 물과 공기 덕분에 식재료가 풍부한 덕도 있다.

현재 우리들이 향유하고 있는 음식문화는 조선시대를 거쳐 이어져 내려온 것이다. 음식을 사랑한 만큼 관련된 책도 많다. 나는 음식을 다루기 때문에 음식 관련 책이라면 눈이 번쩍 뜨인다. 『규합총서』, 『음식디미방』은 지금 읽어봐도 참고할 만하다.

재료나 요리법이 맛만 신경 쓴 것이 아니라 약성까지 언급해서 어떤 음식이 어디에 좋은지 알고 먹을 수 있도록 배려한 책이다.

식약동원(食藥同原), 약식동의(藥食同義)를 믿었던 선조들의 지혜로운 생활을 엿볼 수 있다. 음식과 약은 같은 근원이니 음식을 잘 먹으면 약이 된다는 생각은 지금 우리가 얘기하는 건강식과 같은 개념이다.

우리는 『홍길동전』을 쓴 유학자로만 알고 있는 허균은 우리나라 최초의 음식 품평서인 『도문대작(屠門大嚼)』이라는 책을 펴내기도 했다. 1611년에 쓰인 요리책 『도문대작』은 양반가의 자손으로 태어나 각지에서 벼슬살이를 했던 허균이 각 지방에서 먹었던 유명한 음식들을 회고하는 형식으로 쓴 책이다. 130여 종류의 음식에 대한 조리법이 기록되어 있다.

당시 중국에서는 사대부들 사이에 음식 책을 편찬하는 것이 유행이었다고 한다. 우리나라에도 퍼져서 서유구의 『임원경제지』에도 여러 요리가 소개되어 있다. 그것은 인간의 삶에서 음식이 얼마나 중요한가를 역사적으로 보여주고 있다.

조선시대 사람들이 먹었던 음식은 요즘 사람들의 입맛에는 약간 심심하게 느껴졌을 것이다. 그때 당시 사람들은 삶거나 찌는 요리법을 많이 사용했기 때문이다. 기름으로 튀기는 요리는 거의 없었다. 튀김 음식이 장내 가스를 만든다고 해서 많이 먹지 말라고 하는 요즘의 건강이론을 생각하면 우리 조상들은 정말 슬기로웠다.

옛 음식의 조미료로는 소금, 간장, 꿀 등을 주로 썼다. 조선시대의 식생활은 17세기 중엽, 고춧가루가 서민들의 밥상에 소개되면서 혁명적인 변화를 겪게 된다. 그때까지의 음식들 중에서 고춧가루를 넣어 어울리는 것은 살아남고 어울리지 않는 것은 사라졌다 해도 과언이 아니다.

조선시대의 먹을거리는 확실히 화려하거나 맛깔스럽게 보이지 않았다. 하지만 옛 사람들은 집집마다 고유한 술과 장, 떡 만드는 법을 보존하고 있었다. 이러한 집집마다 고수했던 고유의 맛이 사라졌다는 것이 과거와 현재의 가장 큰 차이점이다.

변화하는 음식문화

역사의 비극은 음식문화에도 고스란히 흔적을 남겼다. 조선은 1894년 갑오경장을 겪었고 1910년 한일병합이 되면서 치욕스러운 일본제국주의 식민 지배하에 들어갔다. 1945년 해방되기까지 거의 반세기 동안 우리 문화는 일본인에 의해 유린되었다.

그런 지경이니 음식문화라고 예외일 수 있겠는가. 왜간장이라는 일본 간장이 들어오면서 음식 맛에 가장 큰 변화를 초래했다. 그나마 일본이 건강식을 강조하는 나라라는 점을 다행으로 여길 수밖에 없다.

해방 후에도 우리의 삶은 순탄치 않았다. 1950년 6.25 전쟁을 치르면서 당장 끼니를 걱정해야할 어려운 시절을 견디느라 음식의 맛을 따질 여유가 없었다. 그 후 전통의 음식문화는 이리저리 찢기고 저리 흩어져 많은 부분이 왜곡되었다.

근래 들어 서구문화의 영향을 받아 음식문화는 또 한 번 변화를 겪는다. 고기가 주를 이루는 데다 조리법도 주로 굽거나 튀기는 방식이다. 문제는 서양인과 우리나라 사람의 체질이 현저히 차이가 있다는 점이다.

흔히 알려진 대로 장의 길이가 달라서 서양인은 고기를 먹어도 크게 문제가 되지 않지만 우리나라 사람은 소화와 흡수에 무리가 따른다. 근래 대장암 환자가 크게 늘어난 사실만 봐도 알 수 있다. 설상가상으로 외식문화와 야식으로 대개의 사람들은 과식을 하기까지 한다. 우리 몸은 거의 혹사를 당하고 있는 지경이다.

지금 서양에서는 동양의 음식, 특히 한식이 스포트라이트를 받고 있다. 미국이나 유럽의 웰빙족들 사이에서 한식이 인기를 끌고 있다는 이야기는 매스컴을 통해 널리 알려져 있다. 채소와 곡류를 중심으로 한 식단에다 주로 찌거나 삶아서 불순물과 지방을 제거한 음식은 당연히 건강에 좋기 때문이다.

고기를 발효식품인 간장에 재웠다가 구워먹는 방식은 우리만의 독특한 조리법이다. 중국의 고전 문헌에 '동이족이 장에다 고기를 재웠다가 요리한다'고 놀라워하는 문구가 있다고 한다. 불고기와 갈비는 대표적인 건강한 고기요리 식단으로 서양에서는 고급음식에 속한다.

한국을 찾은 외국인들은 우리의 값싸고 다양한 식단에 놀란다. 심지어 일이천 원 하는 김밥 안에도 채소와 밥, 계란과 햄 등 갖가지 식재료가 들어간다. 한국음식만 먹으면 살찔 일이 없겠다고 감탄한다. 잡채며 비빔밥도 한 그릇의 음식 안에 각종 식재료와 영양소가 들어 있다.

어떤 외국인이 우리나라 식당에서 본 풍경을 안타까워하면서 얘기하는 걸 들었다. 한 아이의 엄마가 친구와 만나고 있는 장면이다. 각자 아이를 데리고 나와서 음식을 먹고 있었다. 엄마는 친구와 비빔밥과 만둣국을 시켜서 먹고, 아이에게는 사가지고 온 햄버거를 먹게 했다.

아이가 좋아하는 맛있는 음식이라고 사주었을 햄버거가 어떤 음식인가. 미국에서도 '1달러 푸드'라고 해서 잘사는 동네에서는 맥도널드 매장이 생기는 걸 반대하는 싸구려 음식이다. 음식에 대한 기본 지식을 갖춘 사람이라면 손쉽게 사먹을 수 있는 햄버거가 가진 해악을 너무도 잘 알고 있다.

유독 우리나라에서는 현대적인 인테리어 덕분인지 햄버거가 아이들에게 인기 외식 메뉴로 자리 잡았다. 햄버거는 비빔밥과는 비교가 안 되는 맛과 영양의 음식이다. 고기의 품질도 알기 어렵고 밀가루가 주성분인 빵도 자주 먹을 음식은 아니다. 달리 '정크 푸드'라고 부르겠는가.

가장 어려운 부분은 식성은 한번 길이 들면 바꾸기가 쉽지 않다는 점이다. 나물과 밑반찬의 다양한 식감과 맛을 어릴 때 배우지 않으면 어른이 돼서 미각을 제대로 느끼기가 어렵다. 햄버거에 들어간 양념이 너무 강렬해서 그 음식에 길들면 다른 미세하고 섬세한 음식 맛은 느끼지 못하게 혀가 둔해질 수 있다.

세상이 변화하는 속도를 무시하기는 어렵지만 좋은 것은 받아들이고 좋지 않은 것은 경계하는 마음을 가져야겠다. 무방비로 변화의 물결에 자신을 맡겼다가는 몸도 마음도 건강을 잃고 헤매기 십상이다. 그것에 대한 반작용으로 나온 것이 요즘 유행하는 웰빙 문화이다. 세상은 항상 변화하고 사람은 변화 속에서 자신을 지킬 수 있는 방법을 궁리하는 것이 세상이치이리라.

나의 밥상

어머니는 육식을 하지 않고 나물을 좋아한다. 나는 어릴 때부터 건강을 염두에 둔 밥상을 늘 받았기 때문에 지금도 음식에 대해선 철저한 편이다. 내가 얼굴에 주름도 별로 없고 피부도 좋다면서 사람들이 건강 비법을 종종 물어온다. 나는 음식과 웅변이라고 대답한다. 이 두 가지가 나를 균형 잡힌 생활을 이끌어가는 사람으로 만들어주었다.

한번 길들인 식성은 쉽게 바뀌지 않는다. 사회생활 하는 동안 바뀌었다가 나이 들면 예전 식성으로 돌아오고, 옛날에 먹었던

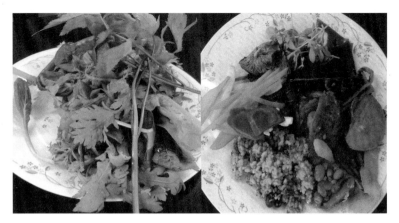
건강을 위해 채소와 잡곡밥으로 식사를 한다

음식이 새삼 그리워진다. 어머니는 어릴 때부터 음식의 간을 새우젓으로 했다. 건강에도 물론 좋지만 새우젓은 소화를 도와주어 영양분의 흡수를 돕는다. 지금도 나는 젓갈을 즐겨 먹는다.

아버지는 마흔에, 형은 마흔다섯에 저 세상으로 갔다. 가까운 친척들도 비슷하게 오래 살지 못했다. 단명한 집안에 태어난 나는 일찍이 건강관리를 잘 해야겠다고 결심했다. 3소식을 하면서 채소 위주의 기름지지 않은 음식을 적게 먹는다. 고기를 먹지 않기 때문에 부족한 영양을 위해 콩과 팥, 견과류를 챙겨 먹는다. 두부와 생선도 거의 매일 먹는다.

일본 작가의 책 『편식의 기술』에서 저자는 '미식(美食)'과 '소식(少食)'을 권한다. 자기가 좋아하는 음식을 적게 먹는 것이 건강에 좋다는 주장인데 나는 전적으로 동의한다. 자기 체질에 맞는 음식을 가려서 먹는 것을 편식이라고 폄하해서는 안 된다.

자기 몸 상태가 건강해서 본능이 살아 있다면 몸에 필요한 음식이 저절로 먹고 싶어진다. 우리의 몸과 욕구가 스트레스로 오염되고 왜곡되어 몸에 해로운 음식을 찾게 되는 것이다.

오래 전부터 나는 건강에 좋은 음식을 가려먹어 왔다. 우리 주변에는 몸에 해로운 음식이 너무 많다. 제일 먼저 술을 끊었고, 고기도 먹지 않고, 커피와 탄산음료도 안 마신다. 몸에 무리가 되는 음식은 피한다. 굳이 몸에 해로운, 먹고 싶지 않은 음식을 먹을 이유가 없다.

청소년 시절부터 오랫동안 웅변을 해온 탓에 내 목소리는 점점 탁해졌다. 웅변학원을 하면서 직업적으로 밤낮 웅변을 해서 목에 무리가 갔을 것이고 점차 탁음으로 변해갔다. 한때는 목소리 때문에 고민도 하고 여러 방법을 써보기도 했다.

요새는 목소리가 회복되어 듣기에 크게 거슬리지 않는 상태가 되더니 지금은 청음을 되찾았다. 몸에 좋은 건강한 음식을 꾸준히 찾아서 먹고 공기 좋고 물 좋은 양평에 살아서 그런 것 같다. 나는 그 이유 중 하나가 팥죽에 있다고 생각한다. 거의 매일 팥죽을 먹으니 몸이 건강해지면서 건강의 바로미터인 목소리도 따라서 변한 것이다.

시간에 따라서, 내 몸의 상태에 따라서 내 식단은 점진적으로 변화할 것이다. 치아와 위장의 건강 상태에 따라서도 먹는 음식이 바뀔 것이다. 그러면 또 그 상황에 맞게 먹으면 된다. 자연스러운 몸의 변화는 생로병사의 순환에서 자유롭지 못한 인간의 숙명이다. 변화에 몸을 맞추어야 몸도 스트레스를 덜 받는다.

소식에 병 없고, 과식에 의사 없다

건강 전문가들은 저마다 적게 먹으라는 말을 수도 없이 반복한다. 지금만 그런 것이 아니라 고대의 문헌이나 기록에도 그 얘기가 나온다. 6000년 전 이집트 피라미드의 비문에는 '사람은 먹는 양의 4분의 1로만 살아간다. 나머지 4분의 3은 의사의 몫이다.'라는 경구가 적혀 있다고 한다. 과식하면 병이 생기고 그러면 의사의 돈벌이가 된다는 뜻이다.

건강법이나 건강식품이 자신에게 잘 맞는지 알아보기 위해 세 가지를 확인해보라고 한다.

1. 대소변이 원활해진다.
2. 몸이 따뜻해져 체온이 올라간다.
3. 기분이 좋아진다.

이 말은 거꾸로 몸에 좋지 않은 음식을 먹을 때는 대소변이 원활하지 않고 체온이 떨어지며 기분이 나빠진다는 뜻을 내포하고 있다.

건강의 비결은 미식과 소식이라는 말에 동의한다. 자기가 좋아하는 음식을 먹는 것이 미식이라고 한다면, 좋아하는 음식을 적게 먹는 것을 '미식 소식'이라고 한다. 뱃속을 완전히 비우는 것이 좋다. 배에서 꼬르륵 하고 사인을 보낼 때까지 아무것도 먹지 않고 기다렸다가 배고플 때 먹는 것이 건강한 식사법이다.

오래전부터 흰 쌀밥만 먹어서는 균형 잡힌 영양을 섭취할 수 없다고 잡곡밥을 권장해왔다. 건강에 관심이 많은 사람은 현미를 비롯한 각종 잡곡을 섞어 밥을 해먹는다. 나 역시 발아현미 잡곡밥을 먹는다. 또 예전부터 팥밥을 먹으면 백세 장수한다는 말이 전해져 노인들 중에는 팥밥을 매일 대놓고 먹는 사람도 있었다.

내 건강은 채식을 위주로 한 잡곡밥, 걷기, 웅변 건강법을 중심으로 이루어진다. 매일 적당한 양의 팥죽을 먹는 것도 빠뜨리지 않는다. 생활 속에서 내가 편안하게 느끼는 점들을 실천할 뿐, 특별한 운동이나 비법은 없다. 규칙적으로 식사를 하고 몸을 바르게 하고 마음을 편히 갖는 것, 신언서판의 건강법이라 부를 수 있다.

내일 죽어도 후회 없는 인생

우리는 늘 후회를 한다. 하루만 지나도 어제 그렇게 하지 말았어야 해, 괜한 말을 했어, 등등 가지가지 이유로 후회를 한다. 그렇다고 시계를 거꾸로 돌릴 수도 없다. 그럼에도 불구하고 뭔가 미진하거나 불만스러운 일을 머릿속에서 지우지 못한다. 더 시간을 늘려서 먼 과거도 항상 머릿속에 담고 산다.

"내가 왕년에 어떤 사람이었는데……."

"그때가 참 좋았어."

그건 착각이고 환상이다. 사실 그때 별로 안 좋았다. 20대는 20대대로, 30대는 30대대로 힘들었다. 그때마다 다 다르게 힘든 일이 기다리고 있었다. 공부 – 밥벌이 – 결혼 – 자식 – 노후준비로 이어지는 일련의 의무와 과정에 나름대로 고난이 있었다. 또한 순간순간 아름다운 추억과 의미도 있었다.

한 조사기관에서 노인들은 상대로 설문조사를 했다. 당신이 과거로 돌아갈 수 있다면 어느 나이로 돌아가고 싶으냐고 물었다. 대답은 의외였다. 50대로 돌아가고 싶은 사람이 가장 많았다. 사회적 의무에서도 어느 정도 벗어났고, 애들도 성숙했고, 돈도 좀 생겼으며, 아직 많이 늙지는 않아서 힘도 좋았던 시기라 그립다고 했다.

그 대답이 40대라고 해도 또 거기에 맞는 이유가 있을 것이고 모두 그럴싸할 것이다. 우리 인생 어느 시기이든 따로 떼어놓고 생각하면 다 좋기도 하고 다 안 좋기도 하다. 나 역시 이 일 저 일 경험해보고 적지 않은 고비도 넘겼다. 그러면 어떻게 해야 할까.

지금이 가장 중요하다. 내일은 생각하지 말자. 무엇이든 지금

하자. 그리고 지금 하고 있는 일이 전부라는 생각으로 최선을 다하자. 시행착오가 있으면 그때마다 하고자 하는 일에 대한 생각을 다시 세우고 유연하게 대처하자.

우리는 성인이 되어 이제 아무리 밥을 먹어도 더 이상 성장하지 않는다. 서서히 노화가 진행될 단계에 왔다. 나이가 들수록 후회가 많아지고 간절히 되돌리고 싶은 순간들이 많지만 그런 후회와 아쉬움은 잠깐이고 금방 현실로 돌아온다. 다행한 건 나이를 먹는 사이 한발 물러서서 생각할 수 있는 여유와 현명함이 생긴다는 점이다.

즐겁게 살고 싶은가, 불평하면서 살고 싶은가. 우리는 우리가 결정한 대로 살 수 있다. 우리는 각자 특별한 존재, 귀한 사람이다. 내 인생의 주인은 나다. 내 맘대로 살 수 있다. 지금 알아야 할 것을 몰라서 실수하더라도 별 수 없다. 그것이 인간인 것을.

『지금 알고 있는 걸 그때도 알았더라면』이라는 책이 있다. 책 제목만큼 시원시원하고 의미심장한 말들이 들어 있다. 말로는 맞는 말이다. 하지만 지금 아는 걸 그때 알 수는 없는 일이다. 우리는 늘 모르면서 그 시기를 지나간다. 그래도 어찌어찌 살아왔다. 그대로 귀한 인생이다. 과거에 얽매이지 말자. 과거는 깨끗이 잊으라고 말하고 싶다.

나는 내일 죽는다 해도 후회하지 않게 오늘 최선을 다한다. 오늘 내가 만나는 사람, 오늘 내게 주어진 일, 오늘 머릿속에 떠오는 생각이 최고이고, 그것이 나의 전부이다.

내일은 특별하지 않다. 기대하지 말자. 오늘의 연장일 뿐이다. 내일을 믿지 말고 하고 싶은 것은 오늘 다 하자. 어떤 미모도 성공도 돈도 영원하지 않다. 내 인생을 남이 아니라 나 스스로 평가하자. 오늘 행복해야 한다. 그러려면 만족해야 한다. 남의 기준에 맞춰 쩔쩔매며 살지 말자. 그래봤자 하루 세 끼 먹는다. 하고 싶은 일을 하면 힘든 줄도 모른다.

과거의 역할은 현재를 위해 거름 노릇을 하는 것이다. 거름이 되면 썩어서 사라진다. 그리고 현재가 남고 현재는 또 미래를 위한 거름으로 쓰인다. 그렇게 한번 살고 나면 끝이다. 인생은 연습도 없고 되돌리기도 없는 일회용이다.

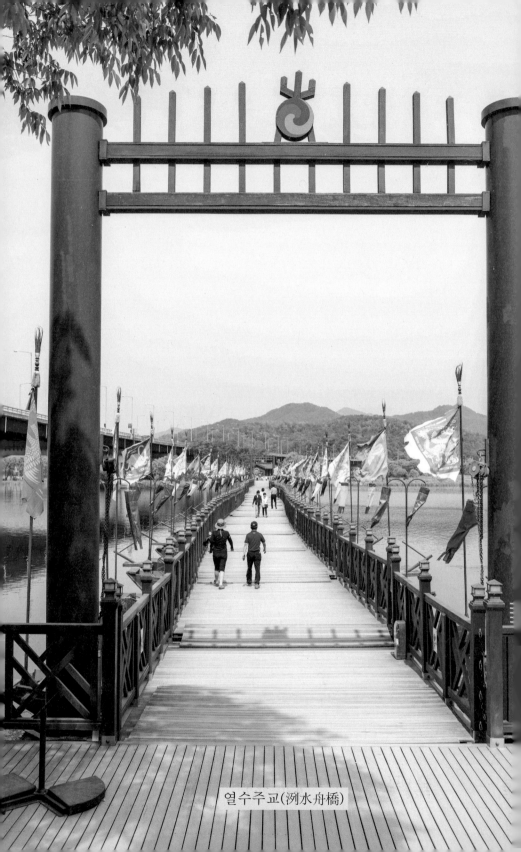

열수주교(洌水舟橋)

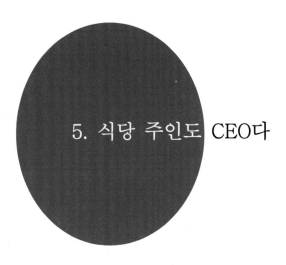

5. 식당 주인도 CEO다

정치에서 배운 것을 사업에 접목

정치는 경제, 사회, 문화, 예술, 체육, 경영을 총망라한 분야이다. 한마디로 종합예술이라는 것이 내 생각이다. 나와 남이 더불어 사는 사회를 발전적이고 건설적인 방향으로 운영하는 것이고, 각자가 가진 환경을 감안해 공통된 하나의 문화를 이루어내야 한다.

정치는 창의적이고 유연해야 한다는 점에서는 예술을 닮았다. 그렇다고 자유분방하게 흘러가도록 놔둘 수는 없다. 철저하게 합리적으로 이끌어가야 하니 어느 회사 못지않은 경영능력이 요구된다. 그것을 사업에 그대로 적용하면 딱 맞아떨어진다. 사람들은 사업이 장사를 하는 것이니까 경제 분야라고만 생각하는데 그건 낮은 차원의 이야기이다.

진짜 사업을 제대로 하려고 하면 거기에는 예술가의 감각과 사회생활의 유연함, 경영에 필요한 분석력과 판단력이 모두 요구된다. 나는 정치를 하면서 이 모두를 아우르는 게 체질이 되었다. 내 눈에는 돈만 보이지 않는다. 사람도 보이고, 그 사람의 인생도 보이고, 그 사람이 다음에 할 행동까지 보인다.

어려움에 처하면 어떤 방식으로 타개해나가야 할지도 어느 정도 안다. 공무원과 관련된 일은 하급공무원보다 고급공무원과 얘기하는 것이 현명하다. 결정권이 어디에 있는지를 먼저 알아야 한다. 어디를 가든 여기서는 누구와 얘기하는 것이 가장 효과적인지, 실무자와 최종결정권자를 찾는다.

내가 구의원을 할 때만 해도 구의원은 무보수 명예직이었다. 나는 중랑구를 위해 봉사한다는 생각으로 최선을 다했지만 구청장 당내 경선에서 을구(乙區) 차석을 하는 바람에 큰 꿈은 무산되었다. 언제나 실패에는 교훈이 담겨 있다. 좌절감에 빠져 우리가 그것을 발견하지 못할 뿐이다. 내 쪽에서 사회에 봉사한다는 생각으로 했던 일에서 나는 뜻밖에도 많은 것을 얻었다.

우선 사회 전반의 실정과 사람들의 실생활에 대해 속속들이 알게 되었다. 정치는 결국 사람을 대하는 일, 사람과 더불어 더 나은 사회를 만들고자 하는 이상을 실현해가는 일이다. 더도 덜도 아닌, 사람의 일인 것이다. 인사(人事)가 만사(萬事)라는 말이 있듯이 사람을 알게 되니 다른 분야의 일에도 적용할 수 있었다.

한번 정치에 몸담았던 사람은 체면 때문에 아무 일이나 못하지만 나는 어떤 일도 할 수 있다. 실패를 두려워할 필요가 없다. 어떤 일이든 실패는 다반사로 일어난다. 매년 자영업을 시작하는 사람의 80%가 망한다고 한다. 적어도 일에서 성패는 반반의 가능성이다. 그리고 그 차이는 아주 작은 데 있다. 작은 것을 소홀하게 다루면 거기서 큰 탈이 생기는 것이다.

사업에 있어서 사소한 일, 하찮은 것은 없다. 바늘 하나 옮기는 것도 바위를 드는 것처럼 신중하게 해야 한다. 내가 소홀히 대한 손님 한 명이 밖에 나가서 던지는 불평과 험담 한 마디가 열 사람의 발길을 돌릴 수 있다.

정치가로서 시민을 만날 때는 내 요구를 말하기보다 그들의 요구를 들어주는 일방적인 대화가 이루어진다. 그 중에는 들어줄 수 있는 것도 있고 당장은 해결하기 힘든 문제도 있다. 소통이란 답이 없다고 실패한 것은 아니다. 들어주는 것만으로도 반은 이루어진 것이다.

고객과의 대화도 비슷하다. 고객은 늘 뭔가를 요구한다. 당연하다. 그들은 돈을 내고 식당에서 음식을 시킨 것이니까 거기에 합당한 품질의 서비스를 요구할 권리가 있다. 무리한 요구일지라도 그것을 들어야할 의무가 나한테 있다.

마음을 열고 귀 기울이는 태도에서 손님은 절반은 만족한다. 그 후 그 요구를 실천하려고 노력하는 내 모습이 나머지 절반을 채워준다. 그것은 손님을 위한 것만이 아니다. 내 식당을 더 나은 곳으로 만들려는 움직임이라고 생각한다. 그렇게 되면 누구한테 이득이 오겠는가. 손님이 만족한 만큼 장사가 잘 된다. 이거야말로 상생의 소통이다.

식당도 기업임을 머릿속에 새기자

식당 창업에도 다른 사업처럼 경영원칙과 전략이 필요하다. 누구나 하루에 세 번 밥을 먹으니까 어지간한 음식솜씨만 있으면 설마 망하기야 하겠어, 하는 마음으로 시작하면 망하기 십상이다. 널려 있는 게 식당이고, 다들 그런 마음으로 창업을 했을 것이다.

창업 당시 우리 머릿속에는 한 동네에 수십 군데나 있는 다른 경쟁 식당의 존재는 없다. 이게 흔히 범하기 쉬운 가장 큰 오류이다. 세상에는 식당이 너무 많다. 우리 식당이 아니라도 갈 곳이 많다. 그런데 다른 곳이 아닌 우리 집으로 오게 하려면 어떻게 해야 하겠는가. 이때 필요한 것이 경영원칙과 전략이다.

학교에는 교훈이 있고 회사에는 사훈이 있다. 왜 그걸 만들었을까 생각해보면 답이 나온다. 절대로 잊지 않고 계속 가슴속에 새겨야할 중요한 내용을 한 문장으로 만들어 사람들에게 강조하는 것이다. 식당이라고 왜 그런 게 필요 없겠는가. 어떤 마음으로 운영할지 나름의 기준, 모토가 필요하다. 식당의 직원에게는 영업원칙이 되고 고객에게는 누릴 서비스가 된다.

내가 식당을 운영하는 기본 마인드를 사훈으로 만들어 마음에 새겨보자. 글씨로 적어서 액자를 만들어 식당 안에 걸어도 좋다. 어떤 방법이든 그것이 있어야 직원을 교육할 때도 효과적이고 고객에게 우리 식당의 이미지도 심어줄 수 있다.

장점이라고 생각했던, 쉽게 창업할 수 있고 특별한 노하우가 없어도 할 수 있다는 점은 단점이고 함정이 되기도 하다. 누구나 한다는 것은 그만큼 경쟁이 치열하다는 뜻이다. 돌다리도 두드려야 한다. 내가 평생을 번 돈이 한순간에 고스란히 날아갈 수도 있다는 생각으로 신중을 기해야 한다. 투자액을 몇 배로 불릴 생각에만 빠져 정작 체크해야할 중요사항은 그냥 넘긴다.

식당도 기업임을 머릿속에 새기자.

식당운영도 회사를 창업하는 것과 똑같은 절차를 거쳐야 한다. 그 과정을 거치면 물론 운영체계가 확고해져서 시행착오가 적은 장점도 있지만 하나하나 준비하는 동안 내가 그만큼 식당경영자로서의 자세가 만들어지고 훈련이 된다. 그런 이유 때문에 다른 식당에서 얼마간 일해보고 개업을 하는 것이다. 나의 몸과 마음을 식당주인의 체질로 만들어야 실패하지 않고 성공할 수 있다.

제2의 직장을 갖게 된다는 점을 명심하자.

우리가 회사에 들어갈 때는 얼마나 철저하게 준비를 하는가. 스펙을 쌓고 면접에 대비해 말솜씨를 닦고 외모를 가꾼다. 몇 번 떨어지면서 경험을 거울삼아 자신이 가지고 있는 약점을 보완하고 사회가 원하는 것이 무엇인지 거듭 생각하며 자신을 더 나은 사람으로 만들어간다.

식당 창업도 준비 자세는 똑같다. 시장조사를 하고 메뉴를 개발하고 더 좋은 식재료를 구하는 법을 수소문한다. 거기다 식당은 음식만 만들어 파는 가게가 아니다. 손님들이 와서 식사를 하는 곳이다. 그들은 질 좋은 서비스를 원한다.

철저한 서비스 교육이 필요하다. 나도 알아야 하고 직원도 가르쳐야 한다. 이 모든 것을 식당주인의 머리와 손에서 이루어진다. 그래서 CEO라고 하는 것이다. 음식점업은 직원이 200명 이상이라야 대기업에 속하는데 식당은 아무리 커도 중소기업이다.

식당주인은 중소기업 CEO라고 생각하기 때문에 이익도 중요하지만 기업운영의 원칙을 따라야 한다고 믿는다. 대박 날 생각만 앞세우고 세부사항을 소홀히 하면 대박은커녕 얼마 안 가 쪽박을 차게 된다.

처음처럼 한결같은 마음으로

음식 장사는 맛은 기본이고 식당의 청결함과 직원의 친절함은 필수요소다.

내가 식당을 운영하는 데 있어서 여러 가지 유의하는 점이 많지만 역시 기본자세는 좋은 물건을 싸게 공급한다는 경제원칙에서 크게 벗어나지 않는다. 친절과 청결은 금방 눈에 띄어서 구별할 수 있지만 맛과 영양은 여러 번의 경험으로 믿음이 쌓여야 비로소 단골이 된다.

　단골을 우리 집에 자주 오는 손님 정도로 간단히 생각할 일이 아니다. 세상에 나보다 바보는 없다. 누구나 다 나름의 생각을 갖고 있다. 우리 집 음식이 맛있거나 뭐라도 조금 나으니까 찾아주는 거다.

　내가 조금만 게을리 하고 좋지 않은 재료를 쓰면 손님은 알아차리고 발길을 끊게 된다. 손님은 귀신이다. 사장과 직원의 행동 일거수일투족을 고객 모두가 CCTV로 보고 있다고 생각하면 틀림이 없다.

　나도 다른 식당에 가면 마찬가지로 그럴 것이다. 아, 변했군, 그 한 마디가 청천벽력이 되는 것이다. 더 낫게 바뀌는 긍정적인 변화가 아니라 이제 돈 좀 벌었다고 대충 한다는 말을 들으면 정말 부끄럽고 마음이 아플 것 같다. 정말 듣고 싶은 말은 이런 것이다.

　"이 집은 올 때마다 기분이 좋아. 맛도 한결같고!"

　꿈은 성공을 이루기 위해 바라보는 이정표와 같다. 내가 원하는 삶을 향한 길을 가기 위해 보아야하는 나침반이다. 꿈을 꾸는 것은 실천이 따르지 않으면 그야말로 헛된 망상에 지나지 않는다. 나는 어려운 여건 속에서 난관에 부딪칠 때마다 스스로에게 이렇게 외쳤다.

　"한다면 한다!"

일단 하고 보자. 어떻게든 밀어붙이자, 다짐한다. 나는 무슨 일이든 결정할 때까지는 오래 고심하지만 한번 결정을 내리면 옆을 돌아보지 않고 앞만 보고 달린다. 일사천리다. 이 추진력이 나를 움직이는 원동력이다. 눈앞에 일이 있으면 잠을 안 잔다. 밤을 새워서라도 다 해치워야 직성이 풀린다.

처음 식당을 개업했을 때는 누구나 회사를 창업했을 때의 각오로 시작한다. 시간이 흐르면서 점점 초심을 잃고 적당히 음식을 파는 장사로 전락하고 만다. 내가 말하고 싶은 것은 언제나, 매일 개업일처럼 초심을 잃지 않고 음식을 만들고 고객을 대하라는 것이다.

초심을 잃고 대충 하는 순간 손님은 다른 식당으로 간다. 내 옆집에 또 다른 식당이 그 순간만 기다리며 대기하고 있다는 사실을 잊지 말자.

고객 불만 대응법

식당을 운영하다 보면 생각보다 민감한 사항이 많이 생길 수 있다. 식당은 직원의 업무가 크게 두 가지로 나뉜다. 주방과 홀. 이 두 가지 일은 전혀 다른 분야의 업무다. 음식을 만드는 건 하나의 제조업이고, 홀에서 손님을 맞이하는 홀서빙은 서비스업이다.

식당은 각자 역할이 다른 직원들이 한 공간에서 서로 부딪친다. 손님이 주문한 음식을 서빙 직원이 주방에 전달하면, 주방에서 만든 음식은 서빙 직원이 손님에게 전달한다. 언뜻 간단하고 단순한 상황으로 보이지만 여기에는 소통의 기술이 필요한 순간이 여러 번 있다.

서빙 직원의 임무는 막대하다. 손님의 주문을 그대로 주방에 전달해야 하고, 주방에서 만든 음식을 고스란히 공손하게 손님에게 전달해야 한다. 서빙 직원이 기분이 안 좋다면 상대의 의견을 경청할 때 집중력이 떨어지고 실수를 할 수 있다. 여기에 조율과 화합, 중재 역할이 필요하고 가능하면 사장이 해야 더 빨리 해결된다.

첫 번째 단계는 일단 고객의 불만을 당장 해결하는 것이다. 고객이 잘못 주문한 경우라도 다시 고객이 원하는 대로 서빙을 해야 하는 것이 식당의 의무이다. 그리고 나서 전후좌우 상황을 고객에게 설명하고 원하는 바를 잘 이루어지게 해야 한다.

장기적으로 본다면 서비스의 목적은 직접적인 이윤이 아니라 삶의 질, 인간에 대한 존중이다. 어떤 일도 그 일이 진행되는 방식은 비슷하다. 법관도, 의사도, 장사꾼도, 교사도 인간과 인간 사이에서 수요와 공급의 공식이 작용을 한다. 식당은 학력과 특별한 전문지식이 없어도 시작할 수 있을 것이라고 생각하지만 고객의 수요에 맞는 공급을 해야 한다는 원칙은 다른 분야나

다름없다.

'열 번 잘해도 한번 잘못하면 꽝'이라는 말이 있다. 열 번 손님을 감동시켜서 우리 집의 단골이 되었다 해도 한번 실망하게 되면 그 고객의 발길은 뜸해진다. 그리고 얼마 후 다시 마음을 고쳐먹고 방문했다 치자. 그때 충분히 감동을 받으면 우리 고객으로 다시 돌아오지만 여전히 실망스러운 모습을 보인다면 다시는 찾아오지 않을 것이다.

음식 맛도, 직원의 서비스도, 실내의 청결도 숨길 수 없이 드러난다. 음식 장사가 이렇게 냉정한 것이다. 식당이 나태한 매너리즘에 빠지지 않아야 하는 이유이기도 하다. 잘 되는 식당에 가보면 안다. 계절마다 새 메뉴를 개발하고 이벤트를 한다. 주인도 처음이나 지금이나 한결같은 태도로 친절하다.

현재에 안주하지 않고 노력하는 자세는 새 고객을 부르기 위해서이기도 하지만 기존의 고객에게 새로운 경험을 하도록 하려는 목적이 크다. 단골식당에서 여전히 신선함을 느낄 수 있는 방법이 뭐가 있을까, 항상 고심해야 한다.

밥 한 끼의 중요성

우리가 하고 있는 일을 잘 생각해보라. 우리는 음식을 판다. 음식은 우리를 먹여 살린다. 그 사실을 생각하면 식당은 참

고마운 존재이다. 옷이나 집은 없다고 해도 당장 죽지는 않는다. 불편해도 얼마간은 견딜 수 있다. 그러나 음식은 한 끼만 안 먹어도 고통을 느낀다.

식사는 외형적인 문제가 아니라 본질적인 문제, 생존과 직결된다. 자주 먹는 게 밥이라고 해서 건너뛰어도 된다면 얼마나 좋겠는가. 매번 거르지 않고 챙겨먹어야 한다. 안 그러면 바로 몸이 느낀다. 더 오래 굶으면 죽는다. 그래서 인간은 음식의 질에 더욱 집착한다. 어차피 매일 먹는 음식이지만 잘 먹고 싶어 한다. 중국 속담에 이런 말이 있다.

'지나간 끼니는 다시 돌아오지 않는다.'

세계적으로 음식문화가 발달한 나라다운 속담이다. 그만큼 한 끼 식사를 중요하게 생각하고 상다리가 부러지도록 상을 거하게 차린다. 중국은 발 달린 것은 의자 빼고 다 먹는다는 말이 있을 정도로 다양한 음식이 발달했다.

중국인들은 모든 끼니를 생일처럼 먹는 것을 이상으로 삼는다. 돈 벌면 유명하고 큰 식당에 가서 밥상부터 거창하게 받고 나서 자신의 성공을 눈앞에서 확인한다. 자기도 먹고 친구도 초대해서 거한 식사를 해야 자기가 성공했다는 걸 실감한다.

우리나라 사람이 돈을 벌면 집이나 차를 바꾸고 명품 가방이나 시계를 사는 것과 대조적이다. 중국인만큼은 아니지만 우리도 식사를 소홀히 하면 인생이 잘못되고 있다고 느낀다. 뭐 대단한 일을 한다고 밥까지 굶어가며 하느냐고 핀잔을 받기도 한다. 밥은 그만큼 우리의 감정, 행복감, 건강을 좌우한다. 맛있는 음식을 먹고 나면 행복하고 몇 배로 고마움을 느끼는 이유다.

"내가 밥 살게."

"제가 식사 한번 대접하겠습니다."

우리는 사람들을 만나면 이 말을 자주 한다. 호의를 밥을 함께 먹자는 말로 표현한다. 우리에게 만남은 대개 음식을 앞에 두고 이루어진다. 사랑하는 사람과 맛있는 음식을 함께 먹는 것을 최고의 기쁨으로 여긴다. 그래서 식당 선택에 신중한 것이다.

모처럼 좋은 만남을 갖는 자리에 꼭 있어야 할 것이 맛있는 음식이다. 특별한 음식을 기대한다. 성의 없이 준비된 맛없는 음식을 앞에 두고는 제 아무리 성인군자라도 기분이 좋을 수 없다. 식당은 하루에도 몇 백 그릇씩 파는 것이 일과에 해당하지만 고객은 어쩌다 방문해서 먹는 특별식이고 모처럼의 외출인 것이다.

나의 취미는 일

나는 초등학교, 중학교, 고등학교를 무시험 추천으로 배정받은 세대였다. 고등학교 입학 때부터 처음으로 시행되었다. 초등

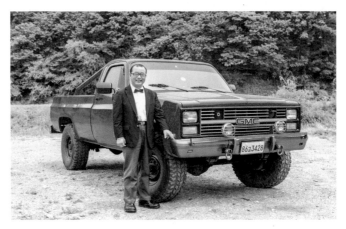
시간이 날 때면 자동차를 타고 양평의 이곳저곳을 돌아본다

학교 때는 변두리 학교라서 경기도 일원에서 중학교 배정 관계로 전학을 왔다. 저학년 때는 3부제로 학교를 다녔다.

나는 초, 중, 고 12년 내내 개근을 했다. 어머니가 장사를 나가셔서 내가 스스로 등교준비를 해서 학교를 가야했는데도 한 번도 지각, 결석을 해본 적이 없다. 등교시간 전에 제일 먼저 학교에 갔다. 대학, 대학원 때도 물론 결석을 하지 않았다.

이 사회 어디서든 성실하고 예의를 지키면 아는 것이 조금 부족해도 좋은 결과가 온다는 것을 몸으로 배웠다. 내가 맡은 일, 내가 해야 할 의무에 항상 신경을 곤두세우다 보니 취미와 오락을 즐길 시간이 없었다. 우선순위에서 놀이는 항상 뒤로 밀렸다.

친구들은 자주 묻는다.

"너는 술도 안 마시고 담배도 안 피우고 잡기도 즐기지 않는 것 같은데 도대체 무슨 낙으로 사냐?"

자기네 기준으로 걱정하거나 의아해한다. 대부분의 사람들이 스트레스를 풀기 위한 나름의 해법을 갖고 있으니 그런 생각을 하는 것도 이해할 만하다. 나는 이렇다 할 취미가 없다. 음식을 탐해서 맛집을 찾아다니는 것도 아니고 골프나 낚시 같은 취미도 없다. 좋아하는 게 있다면 자동차 정도가 전부다. 차를 좋아하고 운전을 즐긴다. 시간 나면 차를 끌고 나가서 양평 주변을 한 바퀴 돌아보고 온다.

어릴 때부터 지금까지 그 흔한 당구조차 치지 않았다. 어머니가 얼마나 고생을 하고 돈을 버는지 잘 아는데 그 돈을 당구장에서 쓸 수가 없었다. 지금도 어머니는 말씀하신다.

"우리가 이렇게라도 살게 된 건 다 너희들이 착실해서 큰 어려운 일 겪지 않았기 때문이다."

아마도 내가 옆을 돌아보고 한눈을 팔지 않는 성격이어서 더 잡기에 관심이 없었는지도 모른다. 곰곰 생각해보니 나에게도 취미가 있었다. 말하기 쑥스럽지만 내 취미는 일이다. 나는 식당에 앉아서 손님을 맞이하고 직원들에게 이것저것 얘기를 하고, 손님들이 팥죽을 맛있게 먹는 걸 보는 일이 제일 즐겁고 행복하다.

나에게는 일이 취미였다. 식당에 있어야 마음이 편하고 좋은 걸 어쩌겠는가. 식당 안 여기저기를 돌아다니면서 모든 걸 둘러보고 제자리에 정리한다. 혹시 손님이 불편한 게 없나 돌아보는 것, 잘 먹었다는 말을 듣는 것이 나의 즐거움이요, 낙이다. 그게 무슨 취미냐고 시시하다고 말하는 사람이 있을지도 모르지만 나는 그런 사람이다.

대박과 쪽박

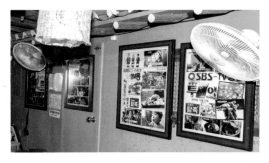
TV 등 각종 언론 매체에 소개된 문호리 팥죽

가만히 보면 식당은 중간이 없다. 대박 아니면 쪽박이다. 맛있고 건강에 좋은 음식을 친절한 자세로 판다면 그 식당은 대박이 나는 것이고, 손님을 귀히 여기는 자세 없이 적당히 얼렁뚱땅 만든 음식을 판다면 금방 쪽박을 차게 되어 있다. 아무리 인테리어를 근사하게 하고 식당이 크고 좋아도 진심이 없는 곳은 사람들이 찾아가지 않는다.

장사가 안 되는 식당은 다 이유가 있다. 사람들과의 만남이나 시장조사를 위해 다른 식당들을 찾아가 보면 눈에 거슬리는 게 한두 가지가 아니다. 주인을 만나 진심으로 조언해주고 싶은 것들이 눈에 띄지만 그럴 수도 없고 안타까울 뿐이다.

내가 손님이 되어 문을 들어서는 장면을 상상해보면 간단히 알 수 있는 일이다. 우선 가게 앞이 깨끗하고 말끔하게 치워져 있어야 한다. 손님 맞을 기본자세는 거기서 시작한다. 그리고 문을 열면 직원이 반갑게 맞아야 한다.

크고 우렁찬 목소리로 "어서 오십시오!" 외치면 누구라도 기분이 좋을 것이다. 그리고 손님이 자리를 잡아 앉았을 때 테이블이 깨끗하게 정돈되어 있어서 손님 맞을 준비를 제대로 했다는 인상을 주어야 한다.

내가 사소해 보이는 테이블 세팅을 유독 신경 쓰는 이유도 그 때문이다. 설탕그릇과 소금통, 수저통과 휴지곽을 항상 정해진 자리에 줄을 맞춰서 직각으로 정렬한다. 뚜껑도 윤이 나게 깨끗이 닦고 반듯하게 놓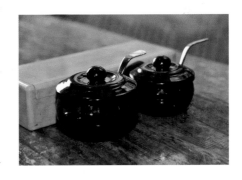여 있으면 손님은 '아, 기분 좋은 식당이다.'라는 생각을 속으로 하게 된다.

대박의 원리는 간단한다. 한번 온 손님이 또 오게 하면 된다. 그러면 어떻게 해야 그렇게 되는가? 고객의 마음을 움직여서 몸이 우리 식당을 향하게 해야 한다. 그게 감동이다. 감동(感動)은 한자가 보여주듯이 감정을 움직이는 일이다. 감정은 쉽게 변한다. 이득이 되지 않거나 손해나는 일은 과감하게 외면한다. 어떤 방법으로든 뭔가 얻었다는 느낌을 주어야 한다. 나는 이것을 한 마디로 이렇게 말하고 싶다.

"작은 배려가 마음의 온도를 높인다."

작은 친절이 고객에게는 추억으로 남고 의미가 된다. 그 기억이 스토리로 저장되어 손님이 다시 찾게 만든다. 손님의 머릿속에 긍정적으로 각인되는 요소가 있었기 때문이다. 내가 봉이 김선달의 양평 문호리 팥죽 설화를 찾아낸 것도 그것과 연결된다. 남녀노소에게 다 호감을 줄 수 있는 재미있는 캐릭터를 개발한 것이다.

무엇보다 중요한 것은 처음도 끝도 진심이어야 한다는 점이다. 적당히 넘어가려고 하는 자세는 안 통한다. 손님은 항상 나를 보고 있다. 안 보는 것 같아도 다 본다. 식당 바닥은 청결한가, 종업원의 복장은 깔끔한가, 화장실을 깨끗한가, 그릇은 잘 닦았나, 일일이 살피지 않아도 '눈 깜짝 하는 사이에' 파악한다.

오감으로 느끼는 것이다. 그것이 인상이다. 한순간에 보고 좋은 인상을 받았다면 모든 것이 완벽하게 준비되었다는 뜻이다. 밥 한 그릇 팔면서 뭘 그렇게까지 하느냐, 난 그렇게 피곤하게 살기 싫다. 식당주인이 그런 생각을 하면 식당을 찾는 사람도 똑같이 생각한다.

"뭐 이런 식당에 꼭 올 필요가 있을까. 딴 데 좋은 식당이 얼마나 많은데."

내가 전력을 다해 손님에게 최선을 다하면 손님도 똑같이 그 마음을 느끼고 같은 생각을 한다.

"이 집은 역시 달라. 언제 와도 기분 좋고 음식도 맛있어."

이렇게 해서 소위 입소문이 나고 많은 사람이 찾으면서 좋은 식당의 이미지를 굳히게 된다. 한 손님이 또 다른 손님은 모시고 오고, 그 손님이 또 다른 손님을 또 모시고 온다. 피라미드 구조로 손님이 늘어나는 것이다. 한 사람의 손님을 한 사람으로 보면 그처럼 어리석은 일도 없다. 그 한 사람 뒤에 서 있는 열 사람의 손님을 보는 눈이 있어야 대박식당이 되는 것이다.

내 별명은 '정월 초하루'

구의원으로 일할 때는 정말 많은 사람을 만났다. 얼굴을 대면하면 악수를 하고 명함을 전한다. 인사는 90도로 하고 언제나 얼굴에는 웃음을 띤다. 누구를 만나든 이런 방식으로 대한다면 사회생활에 실패하는 사람이 없을 것이다. 무슨 일을 하든 백전백승이다.

나는 인사 잘 하고, 누구를 만나든 최대한 경어를 사용하는 것으로 여태 버텨왔다고 해도 과언이 아니다. 아는 사람이 저만치에서 오면 나는 그 사람과 눈이 마주칠 때까지 계속 바라본다. 그 사람이 가까이 와서 나를 보면 그때 인사를 한다. 자기를 알아보고 인사를 하는데 어떻게 반갑지 않겠는가. 웃는 얼굴에 침 못 뱉는다.

언제 어느 때나 세배하듯 정중하게 깍듯이 인사를 한다고 해서 '정월 초하루'라는 별명을 얻었다. 나는 그 별명을 좋아한다. 별명은 그 사람의 특징을 쉽게 재미 삼아 부르는 호칭이지만 자꾸 부르고 자꾸 듣다보면 자기 최면 효과가 있다. 실제 모습도 별명처럼 바뀌게 된다.

나의 장점 중 하나는 남이 잘한 일이 있으면 칭찬을 아끼지 않는다는 점이다. 우리나라 사람은 칭찬에 인색하기 때문에 대개는 칭찬을 별로 못 듣고 산다. 자신의 장점이나 노력에 대해 정확히 알아보고 칭찬해주는 사람을 만날 때의 기쁨은 상상 이상이다.

『칭찬은 고래도 춤을 추게 한다』는 제목의 책이 널리 읽히면서 이 말이 유행처럼 번진 때가 있었다. 학교도, 직장도, 가정도 칭찬을 지상명제로 삼고 칭찬 열풍이 불었다. 그만큼 인간이 칭찬에 약하다는 것을 말해준다. 우리는 무슨 일을 해도 남과 더불어 하기 때문에 칭찬을 하지 않는 사람은 성공하기 어렵다.

바보라는 말을 들으면 내가 정말 바보인가 생각하게 된다.

이쁜이, 복덩이라는 별명을 자꾸 들으면 자기가 진짜 그런 사람이 된다. 칭찬은 고래뿐만 아니라 사람도 춤추게 한다. 좋은 말을 들으면 좋은 기운이 그 사람을 변화시키는 것이다. 나 역시 마찬가지다. 자꾸 정월 초하루라는 말을 들으니까 나는 인사를 잘 하는 사람이고, 앞으로도 인사를 잘 해야 한다는 생각을 저절로 하게 되었다.

정치할 때도 나는 계속 이것저것 사업을 벌였다. 구의원은 보수가 없으니 먹고 살려니 어쩔 수 없었다. 그때도 망하지 않고 어느 수준으로는 영업을 이어나갔지만 크게 성공하진 못했다. 그런데 정치를 그만두고 이제 남은 인생은 팥죽집을 하면서 열심히 장사하며 살아야겠다고 결심하니까 신기하게도 일이 잘 되었다.

우리 집을 방문한 손님들은 팥죽을 좋아하고 자주 찾아주신다. 나도 점점 많이 찾아오시는 손님을 보니까 더 최선을 다하게 된다. 일하면서도 매일 행복해서 항상 웃음 짓는다. 손님을 보면 반가워서 절로 인사가 나온다.

나는 여기서도 한 우물만 파는 삶에 대해 생각했다. 세상일이라는 것이 의욕만 갖고 되는 게 아니다. 잘하고 싶다고 해도 마음의 반이 다른 곳에 가 있으면 전력투구할 수 없는 것은 당연한 이치다. 성과도 딱 그만큼밖에 안 나온다.

하지만 내가 모든 것을 접어두고 오직 한 가지에 마음을 쏟고 인생을 거니까 그 일도 나에게 보답을 해주었다. 이건 예상하지 못했던 일이다. 일의 결과를 보면서 나는 또 인생에서 배운다. '한 우물 정신'을 성현들이 강조했던 이유를 이제야 체험으로 깨달았다.

오곡 건강 옹심이와 쌀

요즘 많은 식당에서 칼로스라는 미국쌀을 쓴다고 한다. 전에도 얘기를 들었는데 겉으로 봐서는 윤기도 나고 좋아 보이지만 농약을 많이 친다고 해서 걱정을 했었다. 나는 애초에 우리 농산물을 쓰자고 작정을 했기 때문에 쌀값의 등락과 상관없이 양평 쌀을 쓴다.

팥죽에 넣는 새알 옹심이는 찹쌀 한 가지로만 만들지 않는다. 찹쌀에다 멥쌀, 현미, 흑미, 수수를 섞은 오곡 옹심이다. 찹쌀 옹심이가 부드럽게 입에서 그냥 녹아버리는데 반해 오곡 옹심이는 섬유질의 감촉이 더 느껴지며 씹는 맛이 있다. 취향이야 여러 가지가 있을 수 있지만 건강을 생각해서 만든 옹심이라 먹으면 먹을수록 구수한 뒷맛이 있어서 자꾸 찾게 된다.

음식과 입맛은 신기한 면이 있다. 처음에는 입이 왈칵 반가워하지 않는 맛이라도 좋은 음식이라고 생각하고 자꾸 접하면 차츰 그 음식이 가지고 있는 특유의 식감과 친해지게 된다.

특히 우리나라에는 그런 음식들이 많다.

젓갈, 청국장, 된장 등 각종 발효음식은 오랜 기간의 친화과정이 필요한 음식이다. 서양인들도 요즘에는 일본의 라또와 우리나라의 청국장이 좋다는 것을 상식으로 알고 있다. 우리나라에 와서도 한식당을 찾아 직접 시식을 해본다.

외국인들 중에도 첫맛에 반하는 사람이 있고, 강한 냄새 때문에 처음에는 많이 먹지 못하는 사람도 있다. 우리나라에서 좀 살다가 자기네 나라로 돌아간 외국인 중에는 그 맛이 그렇

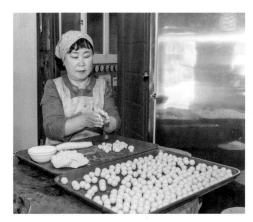
문호리 팥죽의 옹심이는 정성들여 만든다

게 그리워서 음식 때문에 다시 찾는다고도 한다.

예전에 이런 글을 읽은 적이 있다. 맥도널드의 임원 한 사람이 일본을 방문했다. 일본에 맥도널드 지점을 내는데 어린이를 위한 해피밀 세트메뉴를 아주 싼값에 팔기로 했다. 이익을 남기지 않으면서 출혈 마케팅을 하는 이유가 기가 막힌 내용이다.

"일본 어린이들이 간장 맛을 배우기 전에 햄버거에 먼저 입맛을 들여야 한다!"

이게 바로 발효식품의 힘이다. 한번 인이 박히면 못 끊는다. 김치 없으면 밥을 먹어도 먹은 것 같지 않고, 고추장 된장 없으면 반찬이 없는 것 같다.

팥죽은 팥 국물이 텁텁하다. 그래서 구수하고 영양가 있는 음식을 먹은 것 같은 충족감은 주지만 먹고 난 뒤 입안이 개운하지 않다. 이 점을 고민하다가 개발한 반찬이 백김치다. 보통 집에서도 팥죽은 동치미나 물김치와 곁들여 먹는다. 밤과 잣, 대추를 넣어서 정성스럽게 담근 백김치는 대부분의 손님들이 한 번 더 달라고 해서 먹을 정도로 인기가 많다.

백김치는 배추김치나 깍두기처럼 흔히 먹을 수 있는 김치가 아니다. 고춧가루를 넣지 않고 담백한 맛을 내야하기 때문에 여간 솜씨가 좋지 않으면 물러 버리고 시원한 뒷맛이 없다. 쉽게 담가서는 맛을 낼 수 없기에 엄두를 내지 못한다.

문호리 팥죽의 세 가지 반찬, 백김치, 오이지무침, 무말랭이 모두 팥죽과 조화가 잘 이루어지는 반찬이다. 아무래도 팥죽에 나물 같은 부드러운 식감의 반찬은 잘 어울리지 않는다. 무말랭이나 오이지도 옹심이가 물컹한 음식이라 좀 씹는 맛이 더해지는 쫄깃한 반찬을 생각하다 창안한 메뉴다. 국산 무를 말려서 매콤한 양념에 버무린 무말랭이는 별도 판매도 하는데 인기가 높고 선물용으로도 많이 주문한다.

나 자신이 건강에 관심이 많고 또 우리 집을 찾는 손님들도 건강식에 관심이 많은 분들이라 나는 음식에 대해 여러 가지 생각을 하게 된다. 맛 좋은 음식, 몸에 좋은 건강한 음식을 먹는 것은 우리 자신을 관리하는 첫 단추에 해당한다.

운동을 하고 보약을 먹고 등산을 하거나 해서 몸을 건강하게 관리하는 것도 중요하다. 운동도 보약도 매일, 그것도 하루에 세 번 영양가 있는 음식을 맛있게 먹어야 효과를 보게 된다.

건강을 위해 등산을 가놓고 하산하면서 술을 몽땅 취하게 먹어버리면 낮 동안 했던 산행이 무슨 소용이 있겠는가. 내 입으로 들어가는 음식을 조절하는 것이 첫 번째이다. 그 음식을 먹으면서 이 식재료를 만든 사람의 노동에 감사하고 조리한 사람의 정성을 돌아볼 줄 알면 마음에 평화가 깃든다.

우리는 매일 일어나는 일에 대해 감사하는 마음을 갖기가 어렵다. 나 또한 잊고 산다. 그러다 어느 순간 주위를 돌아보면 매사가 감사할 일투성이다. 불평하고 화냈던 일들이 민망해질 정도로 직원도 가족도 모두 나를 위해 열심히 도와주고 내 곁에서 힘을 보탰다는 생각을 하면 그것에 대한 보답으로라도 내가 열심히 일해야겠다는 생각을 하게 된다.

'교활한 토끼는 굴을 세 개 파놓는다'

교토삼굴(狡兎三窟)은 중국의 고전 『사기史記』에 나오는 이야기로 '교활한 토끼는 굴을 세 개 파놓는다'는 뜻이다. 전쟁이나 정치에서 주로 쓰이는 말이지만 이 상황은 사업이나 장사에도 그대로 들어맞는다.

우리말로 표현하면 매사에 단단히 준비하는 자가 이긴다, 정도의 뜻이 될 것이다. 현명한 토끼는 도망갈 굴을 미리 세 개나 파놓듯이 유능한 사업가는 한 가지 계획을 세우면서 상황 변화에 맞출 수 있는 대안을 두 개 이상 준비해두어야 한다. 무슨 계획이든지 오직 하나만 생각하고 거기 목을 매지 말고 적어도 세 가지 이상 단계별로 어떻게 해나갈 것인지 생각해놓고 대비해야 한다.

가게를 열었을 때 처음에는 이렇게 저렇게 해야겠다는 계획을 가지고 손님을 맞을 것이다. 그런데 만약 그것이 먹히지 않으면 다음에는 어떻게 할 것인가, 거기까지 생각해야 한다. 두 번째 전략을 실천해보고 또 예상과 다르면 삼세판이라고 또 한 번 다른 시도를 할 정도의 준비는 해놓고 사업을 시작하라는 조언이다.

"내 가게는 망할 리 없어. 이렇게 준비를 많이 하고 돈을 많이 들였는데 성공할 거야."

이런 안이한 생각으로 유사시를 대비하지 않는 사람이 부지기수이다. 이 세상에 망하려고 장사하는 사람은 하나도 없다. 다 나름대로는 성공하려고 최선을 다한다. 그래도 사람 일은 알 수 없고 예상치 않은 복병도 있을 수 있다. 꼭 대안을 마련해야 한다.

다시 한 번 말하지만 최고의 자본은 사업을 시작하기에 앞서 철저하고 치열한 고민과 빈틈없는 준비라는 점을 기억해야 한다. 하루하루 내가 생각하고 고민하는 것이 내 실력이 되고 식당주인으로서 가져야할 마음가짐이 된다.

자영업자가 600만 명에 달하는 바야흐로 창업 전성시대다. 어떻게 해야 그 틈에서 살아남고 망하지 않을 수 있을까? 은퇴를 앞둔 베이비부머들은 너도 나도 창업을 하려고 몰려든다. 비결이 난무하고 그 틈에서 대박의 꿈은 자란다. 하지만 내가 평생 했던 일과 다른 일에 도전하는 것이다. 돌다리도 두드려보고 건너야 한다.

아직 지출이 많은 가족의 삶을 짊어진 40~50대 가장들은 피가 마를 것이다. 조급증에 떠밀려 무턱대고 창업 시장에 뛰어드는 것만큼 위험천만한 일도 없다. 공부하고 연구해야 한다. 이 치열한 경쟁사회에서 살아남는 일은 나를 알고 적을 아는 것, 고객과 고객의 요구를 알아차리는 것밖에 없다.

내가 하려는 사업의 전말을 확실히 아는 것은 제2의 인생을 맞아 다시 생업 전선에 나선 초보 사장들에게 막연한 두려움에서 벗어나 현실적으로 비장의 무기가 될 것이다.

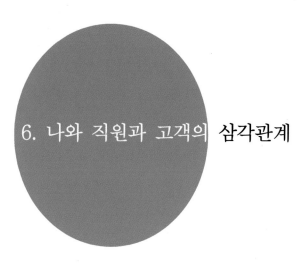

6. 나와 직원과 고객의 삼각관계

줄탁동시(啐啄同時)

병아리가 부화를 시작하면 세 시간 안에 껍질을 깨고 나와야
질식하지 않고 살아남을 수 있다고 한다. 알 속의 병아리가
껍질을 깨뜨리고 나오기 위해 껍질 안에서 아직 여물지 않은
부리로 사력을 다하여 껍질을 쪼아대는 것을 줄[啐:떠들 줄]이라
하고, 이 때 어미 닭이 그 신호를 알아차리고 바깥에서 부리로
쪼아 껍질 깨는 것을 도와주는 것을 탁[啄:쫄 탁]이라 한다.
줄과 탁이 동시에 일어나야
한 생명이 온전히 탄생하는
것이다.

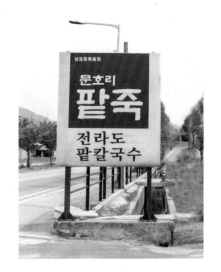

이 말은 보통 스승과 제자의
관계를 일컬을 때 쓰인다. 알
껍질을 쪼는 병아리는 배움을
향해 앞으로 나아가는 제자,
어미 닭은 제자에게 깨우침의
길을 일러주는 스승을 상징한
다. 병아리와 어미 닭이 동시

에 알을 쪼지만, 어미 닭이 병아리를 세상 밖으로 나오게 하는 것이 아니고 작은 도움만 줄 뿐, 알을 깨고 나오는 것은 결국 병아리 자신이다.

나는 사업도 이 과정을 똑같이 겪는다는 것을 배웠다. 내가 열심히 하려고 하는 의지가 바탕에 있어야 하고, 내 의지를 받쳐줄 바깥의 여건이 맞아떨어져서 동시에 힘이 합쳐져야 한다. 둘 중 하나만 약해져도 사업은 안 된다.

바깥의 요인이 직원들일 수도 있고 정치나 경제를 비롯한 사회 분위기일 수도 있다. 두 가지가 합쳐져야 시너지가 발생하고 서로 윈윈할 수 있다. 내 장사가 잘 돼야 종업원한테 잘 해줄 수 있고, 그래야 종업원도 더 열심히 일할 의욕이 생긴다.

어디 가서도 자신 있게 나 '문호리 팥죽'에서 일한다고 말할 수 있어야 한다. 그러면 사람들은 아! 거기 유명하고 장사 엄청 잘 되던데, 하면서 종업원을 다시 본다. 이렇게 좋은 마음이 서로 오가면서 전력을 다해야 사업을 일으켜 세울 수 있다. 혼자만 열심히 쌓아가는 탑은 오래 가지 못한다.

이것은 일종의 세상 이치에 해당한다. 인간관계, 사업, 예술, 모든 분야에 다 내가 있고 상대가 있다. 인간관계도 한쪽에서만 잘하려고 한다고 되는 게 아니다. 부모가 아무리 자식을 아끼고 사랑한다 해도 자식이 다른 생각을 갖고 딴 마음을 먹으면 좋은 관계가 이루어지지 않는다. 그래서 소통과 공감이 강조되는 것이다.

예술 분야에서도 창작자 혼자만 저 잘났다며 독야청청 존재한다고 예술이 이루어지는 것은 아니다. 수요자가 그 예술을 알아보는 안목을 갖고 감상자 역할을 잘 해야 창작자도 긴장하고 더 나은 작품을 만들 수 있다. 그러면 그 다음 더 나은 결과물이 다시 수요자, 관객이나 독자에게 돌아온다.

내가 '줄'의 역할을 하고 우리 집을 찾는 고객이 '탁'의 역할을 한다고 생각해봤다. 나는 맛있는 팥죽을 만들고, 고객을 그 맛을 알아보고 다시 찾는 것이다. 이 팀워크가 사업의 비결이다. 그러니 어찌 고객을 가벼이 여기고 한번 왔다 가면 그만인 사람으로 쉽게 넘기겠는가.

한번 온 사람을 다시 찾게 해야 한다. 그러려면 감동이 있어야 한다. 어디서 감동 포인트를 찾을 것인가. 그건 각자의 몫이다. 자기가 잘 하는 점을 찾아서 그것으로 승부를 내야 한다. 친절이 자신 있는 사람은 친절로, 요리에 자신 있는 사람은 요리로, 인테리어를 중시하는 사람은 멋진 인테리어로 손님에게 자신을 어필한다. 요즘은 이 세 가지가 삼박자로 맞아야 한다는 것이 내가 깨달은 바이다.

문호리 팥죽을 이끌어가는 사람들

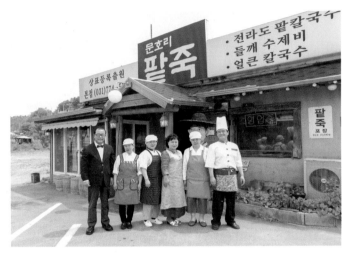

문호리 팥죽 식구들

　우리 직원은 홀서빙과 주방관리 두 파트로 나누어져 있다. 문호리 팥죽의 직원은 양극단, 둘 중 하나이다. 당장 그만두느냐, 오래 가느냐. 처음 들어와서 내 스타일과 생각을 이해하지 못하면 힘들어서 바로 그만둔다. 그렇지 않고 코드가 맞을 경우 한번 들어오면 오래도록 함께 일한다.

　나와 함께 초창기부터 일하는 직원이 있다. 내 처조카인 최근수 실장이다. 주방에서 일하는 최근수 실장도 처음이나 지금이나 똑같이 부지런하고 성심성의껏 음식을 만든다. 그 고마움은 말 몇 마디로 다 할 수 없을 것이다. 누구보다 문호리 팥죽에

애착이 많고 열심히 일한다. 나도 거의 모든 일을 믿고 맡기고 있다. 이런 관계가 이루어지기까지 시간도 많이 걸렸고 혼자 힘으로 된 것도 아니다. 관계란 일방적인 것이 아니라 상호적인 것이요, 무엇보다 소통이 되어야 오래 갈 수 있다.

실장 이야기를 하는 것은 문호리 팥죽에 와서 배운 점이 많다고 한 말이 기억나서이다. 나는 아침 조회시간에 하고 싶은 애기를 전할 때 가능하면 잘 기억나도록 사자성어나 한자에다 내 생각을 실어서 전하려고 애를 쓴다. 한 단어로 머릿속에 입력되면 자세한 내용을 잊더라도 그 문구는 기억나기 때문이다.

함께 한 세월이 길다 보니 그동안 배운 한자, 우리의 전통에 대한 지식이 상당히 많이 쌓였다고 한다. 사업 마인드나 마케팅, 고객응대에 대한 것들도 어느새 꽤 많은 정보를 갖게 되었다고 좋아했다. 일은 힘들지만 뭔가를 배워가면서 일하니 즐겁다는 말을 들으니 내 마음도 뿌듯했다. 그것이 내가 생각하는 배움이다. 가랑비에 옷 젖듯이 시나브로 몸에 배는 것이 진짜 배움이다.

최근수 실장은 웅변학원을 할 때부터 30년 이상 나와 함께 일했다. 지금까지 내 인생 굽이굽이 내가 하는 일마다 같이 해왔으니 참 깊은 인연이다. 성품이 무던하고 책임감이 강하고 어떤 경우에도 변칙을 쓰지 않는 강직한 사람이다. 그래서 나랑 성격이 맞아 오랫동안 함께 일할 수 있었다.

주방과 홀, 양쪽에서 여러 명의 직원이 열심히 우리 식당을 이끌어주고 있다. 문호리 팥죽의 발전은 그들의 땀과 노력 덕분이다. 나는 늘 우리가 한 배를 탔다고 생각하고 서로에게 도움이 되고 유익한 방향으로 일을 풀어가려고 노력한다.

바쁠 때 도움을 받은 사람이 또 한 분 있다. 팥죽 옹심이 만드는 일을 기꺼이 도와주시는 김세휘 권사님께도 감사를 드린다. 떡과 커피를 파는 문호리 떡샘의 대표이시기도 한 김 권사님은 옹심이를 만드는 손길이 어찌나 정성스러운지 어머니가 자식한테 팥죽을 쑤어줄 때의 모습을 연상하게 한다.

우리 식당의 화장실이 비록 최고급 호텔 수준은 아니지만 늘 청결하게 유지되는 것도 직원들이 시간별로 순찰당번을 정해서 청소를 담당한 덕분이다. 그 시간에 화장실이 더러우면 순찰당번이 천원의 벌금을 낸다. 천원이 아니라 백원이라도 내 돈은 아깝다. 그것도 벌금을 누가 내고 싶어 하겠는가. 특별한 사정이 없는 한 청소를 소홀히 하지 않는다.

고객 접대 매뉴얼을 매일 상기시켜라

정치할 때 시민을 대하는 자세의 만분의 일만 실천해도 사업을 하면 성공한다. 정치가들은 절체절명의 마음으로 유권자를 대한다. 이 사람이 나에게 투표를 하지 않으면 나는 죽는다. 내 생사여탈권은 이 사람이 쥐고 있다는 생각으로 인사를 하고 악수를 나누며 웃는 얼굴로 대화를 한다.

그런데 거길 벗어나면 정치는 정치고 현실은 현실이라면서 다들 안면몰수였다. 더 이상 누구에게 잘 보일 필요가 없어졌으니 이제 내 마음대로 행동해도 상관없다는 식이다. 정치를 하면서 보낸 시간이 그렇게 귀결되면 얼마나 아까운 일인가. 매사에 지나칠 정도로 원칙주의자인 나는 정치하던 때의 자세를 그대로 100% 장사에 적용했다.

나는 육군 일반하사로 군생활을 했다. 하사관교육대의 내무반장으로 군생활에서 배운 장점은 사회생활에 큰 도움이 되었다. 이런 농담이 있다. 군대생활 하는 것처럼 사회에서 하면 못할 것이 없다고. 그런데 제대하면 싹 잊어버린다.

모포 개는 법, 이른 기상, 청소하기 등 좋은 습관을 완벽하게 배워놓고 그 보물을 제대하면서 부대에다 놓고 나온다. 정작 가져나올 것은 바로 그 좋은 습관이라는 걸 아무도 가르쳐주지 않는다.

『내가 알아야 할 모든 것은 유치원에서 배웠다』는 책은 제목이 내용의 전부를 말해준다. 우리가 나이 먹으면서 얼마나 방만하게 살고 있는지 반성하게 한다. 교통법규, 친구나 부모를 대하는 법, 식사예절 등을 유치원 때 다 배우지만 살아가면서 점점 그것과 멀어지고 제멋대로 살아간다.

나의 인생 비법은 별 게 아니다. 남들도 다 아는 것. 그렇지만 대수롭지 않게 여기는 것을 단지 실천했을 뿐이다. 우리 식당에는 직원이 한번 들어오면 잘 그만두지 않는다. 그 이유를 한 직원이 이렇게 말했다.

"매일 뭔가 한 가지씩 배웁니다."

나는 타성에 젖는 법이 없다. 그게 내 성격이다. 부지런함이 몸에 배서 그런지 익숙한 걸 익숙한 대로 두지 않는다. 같은 식당도 매일 똑같이 돌아보고 직원의 옷매무새도 수시로 확인하고 바로잡는다.

매일 초심으로 나를 돌아보고 잘못된 점을 시정한다. 어제 잘 했다가도 오늘 못 할 수도 있다. 사람의 마음과 기분이 매일 제각각이니 얼마든지 그럴 수 있다. 오늘 다시 가르치면 된다. 덧붙여 왜 그걸 해야 하는지 설명한다.

"호텔을 생각해봐라. 그리고 시장을 떠올려봐라. 호텔에서는 어서 오십시오, 하면서 정중하게 끝을 내리며 말한다. 시장에서 그렇게 하면 이상한 사람이 된다. 경쾌하고 힘 있게 어서 오십시요! 하면서 끝을 올려서 말해야 한다. 말은 톤이 정말 중요하다. 주의를 딴 데 두거나 다른 곳을 보지 말로 눈을 맞추고서 인사하고 말해라."

호텔 수준의 인사법이 되어야 고객의 마음을 잡을 수 있다. 마음을 움직이는 친절에 대해 계속 고민 중이다.

손님을 대하는 태도가 기분에 따라 들쑥날쑥하지 않게 하기 위해서 모든 접대와 동작에 거기 맞는 매뉴얼을 정해놓았다. 그래야 서로 말하기도 좋고 자기가 잘했는지 점검할 수도 있다. 예를 들어 손님이 들어올 때의 응대법은 이렇다.

"손님이 문을 열고 들어오면 시선을 주면서 '어서 오십시오'라고 인사를 건네라. 그리고 들어오자마자 바로 자리로 안내해라. 자리에 앉으면 물을 갖다드리고 나서 주문을 받아라. 그때도 '손님, 주문하시겠습니까?'라고 말해라."

그 다음 주문을 받고 음식이 준비되어서 갖다드릴 때 하는 멘트도 정해져 있다.

"손님, 팥칼국수에는 간이 되어 있지 않습니다. 소금과 설탕은 여기 준비되어 있습니다."

손으로 식탁 위에 나란히 놓인 설탕과 소금 그릇을 가리키며 말한다. 그리고 여러 가지 메뉴를 시켰을 때는 주문한 메뉴가 모두 나왔을 때 "맛있게 드십시오!"라고 말하고 물러난다.

규칙을 정하지 않으면 응대법도 개인의 성격에 따라 뒤죽박죽이다. 손님과 직원을 관찰하면서 나는 늘 규칙을 수정하고 보완한다. 누군가 더 나은 방법을 얘기해주면 그것을 따른다. 변하지 않는 중요한 원칙은 모두가 만족할 수 있는 가장 좋은 최적, 최고의 서비스를 제공해야 한다는 점이다.

사소한 실수란 없다

식당 안에서 오가다 손님과 부딪쳤을 때는 아무리 바빠도 손님이 먼저 지나갈 때까지 기다려야 한다. 그 시간은 고작 몇 초에 불과하다. 누구나 몸이 부딪치는 것을 불쾌하게 생각한다. 누구나 상대가 나를 위해 기다려주고 비켜주면 고마워한다.

사소한 것이 사소하지 않다는 것, 그것이 내가 직원한테 강조하는 서비스 정신이다. 남에게 불편을 끼친 그 순간을 사소하다고 넘겨버리는 순간 손님은 우리에게서 멀어진다. 말 한 마디로 천 냥 빚을 갚는다는 속담은 진리이다. 나는 여기서 한 걸음 나아갔다.

"어떤 질문에든 '딱 한 마디'로 명쾌하게 답이 끝나야 한다."

얼버무리거나 중언부언(重言復言)하지 말라는 얘기다. 청평 가는 길을 묻든, 잔아문학박물관, 황순원 소나기 마을을 묻든 가장 효과적으로 찾을 수 있게 설명한 문구를 준비한다. 딱 한마디로 더 물을 필요 없이 정확하게 설명해야 한다.

우리 집에 와서 손님들이 자주 묻는 질문이 몇 가지에 한정돼 있다. 위치를 묻는 질문에 대해서는 몇 미터 가서 어디로 방향을 바꾸라는 답변이 준비돼 있다. 뭐 그런 것까지 신경 쓸 것 있냐고 말하는 사람도 있겠지만, 우리 집에서 밥을 먹은 사람이 나한테 뭔가 물었으면 그 사람의 요구에 부응하는 답을 해주는 것은 당연한 손님 접대라고 생각한다.

다른 요구사항이나 불만사항, 주차나 번호표 문제 등 손님이 일단 불만을 제기하면 대답의 첫마디는 무조건 이렇게 시작한다.

"손님, 죄송합니다."

그리고 나서 내 입장을 설명하면 웃는 얼굴에 침 못 뱉는다고 열이면 열, 알았다고 수긍한다. 내 입장 변명하기 바쁘고 손님의 다급하거나 짜증이 난 감정에 무신경하면 안 좋은 상황을 더 안 좋게 만들기 십상이다. 아무리 터무니없는 요구도 그런 요구를 할 수밖에 없는 상대의 입장을 한번은 생각해줘야 한다.

문제가 생기기 전에 조심하자. 문제가 생기면 늦는다. 이것이 내 신조이다. 너무 늦은 때는 없다는 말도 있어서 발견하고 바로 고치면 된다고도 하지만 장사는 사정이 조금 다르다. 고객은 가차 없다. 마음에 안 드는 것이 있으면 바로 등을 돌린다. 혹시 한번 정도는 용서해줄 수 있지만 두 번은 기대할 수 없다.

그래서 매사에 조심하면서 매일 똑같은 소리를 반복해가면서 직원을 교육하는 것이다. 내가 학생도 아니고 애도 아닌데 똑같은 잔소리 듣기 싫다고 떠나는 사람도 있다. 그렇다면 어쩔 수 없다. 나는 대충 타성에 젖어서 손님이 오면 오는가 보다, 가면 가는가 보다 하는 응대를 참을 수 없다.

내가 아무리 사업수완이 뛰어나고 운이 좋아서 성공을 했다고 해도 나를 알아봐주고 찾아주는 고객이 없으면 말짱 도루묵이다. 내 음식의 맛을 알아주는 고객, 내 친절에 호응하는 고객이 있어야 내가 계획한 모든 일이 가능하다는 사실을 가슴에 깊게 새기자.

한번 떠난 마음은 붙잡기 어렵다

모든 손님은 서비스를 받기 위해 찾아온다. 강하게 표현하지 않는다고 해서 괜찮은 것이 아니다. 조용한 손님도 기분 좋은 체험을 하면 그 감정이 뇌에 기록된다. 그러면 다시 찾는다. 큰소리로 불평을 말하는 사람은 오히려 응대하기 쉽다. 말한 내용을 들어주면 된다. 하지만 아무 말 없이 마음을 닫은 사람은 어찌할 것인가.

내가 첫째로 강조하는 고객 응대법은 손님이 부를 때 대답하는 방식이다.

빨리!

크게!

대답할 때 이 두 가지는

반드시 지켜야 할 기본이다. 누군가를 부르는 사람은 바로 반응을 보일 것을 기대한다. 일단 즉각적으로 대응했을 때는 고객의 요구에 절반은 수긍한 것이다. 그 다음은 어떤 문제든지 풀기 쉬워진다.

안 그래도 뭐가 못마땅해서 불렀는데 듣지도 않고 오지도 않는다면 손님의 목소리는 더 커지고 다른 테이블에까지 그 불쾌한 감정이 전달된다. 네, 손님! 하고 크게 대답한 뒤 즉시 달려가 손님이 하는 말에 귀를 기울여야 한다. 물론 요구사항도 바로 들어드려야 한다.

나는 손님의 부름에 대한 이 응대법을 내가 좋아서 실시하게 되었는데 우연치 않게 비슷한 문구를 보았다. 경희대학병원에 갔을 때, 벽에 붙어 있는 간호사 지침서를 읽고 깜짝 놀랐다. 내가 늘 직원들의 귀에 딱지가 앉도록 얘기한 것과 대동소이했다.

여러 가지 환자 응대법이 나와 있는데 거기에는 환자가 불렀을 때 큰 소리로 대답하고 바로 가라는 내용이 있었다. 사람 마음은 다 똑같구나 싶어 반갑기도 하고 신기하기도 해서 혼자 웃은 적이 있다.

그 다음에 내가 강조하는 것이 복장이다. 복장을 호텔직원 수준으로 말끔하고 품위 있게 유지해야 한다. 점장은 호텔 조리사의 흰 캡을 쓰고 여직원도 머리카락이 하나도 보이지 않게 조리용 위생모자를 써야한다. 나는 수시로 복장을 점검한다.

그렇게 철저하게 관리하면 혹시라도 머리카락이 나왔더라도 손님은 이해한다. 우리가 재삼 확인하며 꼼꼼히 철저하게 관리하는데 이런 일이 발생했다는 걸 손님이 인식할 수 있다. 실상 그런 정신으로 임하면 머리카락이 음식에 들어갈 리도 없다.

나 역시도 깔끔하고 단정한 복장을 유지한다. 정장에 넥타이는 기본이고 머리도 항상 짧게 깎고 단정히 빗는다. 식당을 처음 시작했을 때는 보통의 긴 넥타이를 맸는데 길이가 길어서 음식을 나를 때 끝이 그릇에 닿기도 한다. 그래서 넥타이를 와이셔츠 안에 집어넣고 일했다.

스타일을 중시하는 나로서는 이게 영 폼이 나지 않아 고민하다가 나비넥타이를 생각해냈다. 긴 일반넥타이를 나비넥타이로 바꾸니까 다루기도 쉽고 일하기도 편했지만 전혀 다른 효과도 있었다. 사람들이 나를 '빨간 나비넥타이를 맨 사장님'이라고 인상적으로 기억해주었다. 이제는 아예 나의 트레이드마크가 되었다.

식당의 규모야 어쩔 수 없지만 청결과 친절 면에서는 늘 호텔에 버금가게 관리한다. 우리 식당을 찾은 손님이 잘 대접받고 간다는 기분으로 문을 나서게 해야 한다는 마음을 늘 지키려고 노력한다.

moonhori.com

문호리 팥죽의 도메인 주소는 moonhori.com이다. 문호리의 실제 행정적인 영문 표기는 munhori이지만 나는 달처럼 동글동

글한 옹심이를 연상해서 mun을 moon으로 바꿨다. 기억하기도 좋고 느낌도 좋다. 둥근 달처럼 모든 일이 순조롭고 밝게 잘 진행되기를 바라는 마음이다.

식당도 계속해서 잘 되려면 건강에 좋은 메뉴로 영업을 해야 하는 시대가 도래했다. 텔레비전에서도 건강에 관한 프로그램을 하도 많이 방영해서 보통사람들도 건강에 대해서라면 반은 박사가 다 됐다. 무슨 음식이 좋고, 뭐가 나쁘고 어떻게 해야 한다더라, 모르는 게 없다.

건강이 화두가 되었다는 것은 건강이 위기에 처했다는 의미이기도 하다. 암 환자가 늘어나고 성인병 환자가 많을수록 이 추세는 계속될 것이다. 그럴수록 건강식이 더욱 각광받는 시대가 될 것이다.

건강을 위해 비싼 음식이 아니라 되도록 몸에 좋은 음식을 가려 먹어야 한다는 것을 거듭 강조했다. 건강을 잃으면 전부를 잃는다는 말이 있듯이 건강을 지키기 위해 음식에 만전을 기해야 한다. 맛과 영양이 뛰어난 국산 재료를 써야 한다.

문호리 팥죽의 직원들은 팥 삶을 때 팥 김을 많이 쐬고 팥죽을 자주 시식해서 다들 건강하다. 근무일수와 비례해서 피부가 좋다. 주방에서도 설거지할 때 기름기가 많지 않은 그릇이 대부분일 때는 손님이 남긴 팥죽으로 씻어 세제 사용을 가급적 줄인다. 팥물은 상상 외로 세척력이 뛰어나다. 지방질을 씻겨 내려가

게 하는 효능 때문에 다이어트와 성인병에 좋다는 의학이론이
실제 경험으로 증명되었다.

남은 팥 국물은 버리지 말고
꼭 설거지 합시다

www.moonhori.com

양평 문호리에서는 서
울시민의 상수도 수돗물
관계로 규제가 심하다. 상
수도 보호구역 1권역이
다. 문호리 팥죽은 환경지킴이로도 역할에 최선을 다하고 있다.
지구온난화 문제로 환경이 전 세계의 관심사가 되고 있는 시대에
발맞추려는 마음가짐이 필요하다.

식당을 오래도록 잘 해나가려면 건강과 환경을 생각해야만
한다. 국민들의 환경의식은 날로 높아가고, 한번 망가진 환경이
불러올 재앙의 피해자는 나 자신일 수도 있다고 생각한다.

팥죽이 맛도 좋고 건강에도 좋은 음식이니 장사를 하면서도
항상 뿌듯하다. 이보다 더 좋은 건강식, 다이어트식은 없다는
자부심으로 팥죽을 팔고 있다. 옛날에도 산모나 수유부에게
팥 삶은 물을 먹여 젖이 잘 나오게 했다.

팥의 가장 뛰어난 효능은 모든 좋은 음식이 그렇듯이 혈액순환
이 잘되게 해준다는 것이다. 요즘 각광 받는 것은 탈모에 효과적
이기 때문이다. 이뇨작용을 도와 독소를 배출하게 해서 당뇨환자
에게도 좋다. 콩의 풍부한 식이섬유가 급격한 혈당 상승을 억제

하여 당뇨병을 예방하는 데에도 도움이 된다.

만 가지 효능이 있다 해도 먹는 사람이 맛있게 기분 좋게 먹어야 소화도 잘 되고 흡수가 잘 될 것이다. 손님이 즐겁게 식사할 수 있는 식당 분위기를 만들기 위해 최선을 다하고 있다. 식당 바깥의 풍경이야 따로 말할 필요 없이 훌륭하지만 식사하는 동안도 편안하게 담소를 나누기를 바란다.

식당문을 나서면 건너편의 푸른 산과 그 앞의 강이 눈을 정화시켜준다. 단골손님들은 식사를 마치고 주변을 산책하다 간다. 1km만 가면 문호리 나루터가 있는데 강변을 걷기에 더할 나위 없이 좋은 곳이다. 걷는 것만큼 건강에 좋은 운동이 없다.

건강과 행복, 친절과 청결, 맛과 영양의 다짐을 moonhori.com 이라는 도메인 이름에 새겨놓았다. 똑같은 주기로 뜨고 변화하는 달처럼 한결같은 마음으로 내 자리를 지키면서 그 모습을 그대로 유지하고자 한다.

일본 밥집에서 얻은 교훈

아무리 잘 되는 사업도 거기에는 밖에서는 상상도 할 수 없는 골 깊은 사연들이 있다. 경제 동물, Economy Animal이라는 결코 명예롭지 않은 별명을 얻은 일본인의 돌다리도 두드리고 건너는 치밀함과 계획성은 이미 널리 알려져 있다. 적어도 사업하려고 사전준비를 할 때는 일본인의 국민성인 이 점을 배워서 나쁠 것은 없다.

이 시점에서 일본의 한 밥집 얘기를 하고 넘어가야겠다. 실상 새로울 것도 놀라울 것도 없는, 가끔 듣는 말에 속하지만 내 인생의 문제가 될 때는 얘기가 전혀 달라진다. 오래 전에 잡지에서 읽어서 상호는 잘 기억나지 않지만 맛있는 솥밥을 팔기로 유명한 집이다. 장사가 잘 되니 여기저기서 자기네도 분점을 내게 해달라고 찾아온다.

그도 그럴 것이 이만한 아이템이 없는 것이다. 밥은 누구나 먹는 거니까 잘만 하면 장사가 안 될 이유가 없다. 게다가 자본금도 많이 들지 않으니 크게 손해 볼 일도 없다. 쉽게 시작할 수 있는 일은 그만큼 함정이 있는 것이다. 밥집의 생명은 밥맛이다. 이게 확보되지 않으면 한 달도 안 가서 망하는 것은 불을 보듯 훤하다.

이 밥집 주인이 분점을 내주는 데는 한 가지 원칙이 있다. 다른 말은 필요 없다. 무조건 자기 가게에 와서 일 년을 일해야 한다. 그래야만 분점을 차릴 권리를 준다. 이유는 우리가 짐작하는 대로다.

직접 식당에 나와서 음식을 만드는 노하우를 완전하게 익히라는 것이 첫 번째 목적일 것이다. 그 다음은 이 식당을 운영하는 데 생길 수 있는 수많은 변수를 몸으로 체득하라는 것이다.

계절마다, 상황마다, 손님마다 말로는 설명할 수 없는 난관이 있다.

어떤 계절에는 어떤 식재료의 수급이 어려운지는 겪어봐야 한다. 특별히 까다로운 손님의 요구에 맞추는 방법도 직접 체험해보는 것이 최고다. 그 외에도 우리가 알기 어려운 내막은 얼마든지 있다.

그 세부적인 내용을 알지 못하는 상태에서 우리 식당의 이름을 내걸고 가게를 차렸다가 망하면 그건 당사자의 경제적 손해는 말할 것도 없고 본점의 이미지도 크게 훼손된다.

내가 프랜차이즈 사업을 시작하면 이 일본 밥집 주인이 숙고했던 점을 본받을 것이다. 일시적으로 대박을 꿈꾸며 이거 잘된다니까 한번 해볼까, 하는 마음으로 시작해서는 안 될 일이다. 여러 점을 감안하여 내가 이모작 인생의 후반전을 바칠 만한 사업인가 판단한 뒤, 전력투구할 사람과 함께할 생각이다.

사업파트너는 결혼할 배우자와 마찬가지로 한 배를 탄 공동운명체가 된다. 얼마든지 신중해도 지나치지 않다. 내 쪽에서는 물론 이 사람이 정말 나와 같은 마인드로 문호리 팥죽을 운영할 수 있겠는가를 보겠지만, 상대방도 자신의 인생과 자본을 걸고 시간과 정열을 바칠 만한 사업인가 신중하게 생각할 것이다.

그 두 개의 생각이 교집합을 만들고 두 손을 잡게 되면 그때부터는 앞을 향해 달려 나가기만 하면 된다. 시작할 때까지는 무조건 신중하게 점검하고 많은 변수를 감안해야 하겠지만, 일단 시작했으면 어떤 방해요인도 과감하게 물리치고 올인할 수 있는 뚝심이 있어야 한다. 따질 땐 따지고 그냥 넘어갈 땐 넘어가는 것이 사업 마인드라고 믿는다.

이미 시작했는데 이 말 저 말 듣다가는 배가 산으로 간다. 자신을 믿는 마음이 필요하다. 남을 믿는 것처럼 자신을 믿는 일도 실상은 어렵다. 내가 무엇이라도 잘한 일이 있어야 나를 믿을 수 있다. 실패만 거듭하지 않고 성공의 경험도 맛보려면 앞서 애기한 점을 명심하고, 성실과 근면과 정직으로 고객을 대하고 고객에게 늘 감사한 마음을 잊지 말아야 한다.

광고에 대한 생각

입소문이 나고 방송에 나오면서 손님이 배로 늘어났다. 아무리 손님이 많이 와도 식당의 공간이 한정되어 있으니 수용인원에 한계가 있다. 대기번호표를 갖고 기다리는 손님을 핑계로 식사하시는 분들에게 폐가 되거나 불편하게 하는 일이 있어서는 안 된다. 한 가지 손님들에게 양해를 구하는 점은 일요일에는 그래서 술을 팔지 않는다는 것이다.

문호리 폿대봉 등산로가 요즘 각광을 받고 있다. 문호교회 앞에서 출발하는 코스로 왕복 6km 정도 된다. 등산로 입구는 문호리 팥죽에서 1km쯤 떨어져 있다. 최근 해발 354의 푯대봉 등산로가 건강 숲길로 탈바꿈했다. 중간에 사진 촬영할 수 있는 공간도 많고 북한강을 한눈에 내려다볼 수 있는 환상적인 등산코스다. 등산객들의 숫자도 점점 늘어나 등산을 마치고 문호리 팥죽을 찾는 손님이 많다. 당연히 하산주를 찾는 손님도 적지 않다.

밖에서 불편하게 기다리는 손님을 두고 술잔을 기울이며 마냥 시간을 보내는 것은 내 경영원칙과 맞지 않는다. 건강을 생각해서도 가급적 술 판매는 제한하고 있다. 어쨌든 팥죽집은 술집이 아니라 식당이기에 몇몇 불평하는 분도 있지만 대개는 손님들은 이해를 해준다.

'최소비용, 최대효과'를 추구하는 경제원칙은 인간으로서 자연스럽고 합리적인 선택이다. 문제는 나만 그걸 원하는 것이 아니라 상대방도 똑같이 최대치의 이익을 얻고 싶어 한다는 점이다. 손님에게도 식당에게도 최대 효과를 거둘 수 있는 광고 방법은 역시 진심밖에 없다.

나와 가장 친한 친구 하나가 책을 냈는데 제목이 『진심이면 통합니다』였다. 그 한마디에 백 가지 생각이 들어 있다. 사업이든, 정치든, 광고든, 사람살이든 진심이라는 대들보가 받쳐주지 않으면 와르르 무너지는 건 한순간이다. 우리는 살면서 그런 장면을 많이 목격해왔다.

나는 입소문 이상 가는 광고는 없다고 생각한다. 음식의 맛과 반찬의 질을 최우선으로 생각하는 이유도 한 사람이 잘못된 음식을 먹고 가면 이 얘기는 곧 열 명, 스무 명에게 전해진다. 잘 먹은 사람은 그냥 기회가 되면 맛있더라고 말하지만, 불만이 있는 손님은 화가 났으니 화가 풀릴 때까지 여기저기 말하고 다닌다.

좋은 품질만한 광고는 없다. 그러기 위해 국산 재료만을 엄선해서 사용하는 것이다. 손님이 알아주고 잘 먹었다고 하면 고생해서 새벽에 시장 나가 물건을 골라 사온 보람을 느낀다. 우리 집을 찾는 손님은 거의 음식의 재료와 맛의 한결같음 때문에 단골이 되었다.

어느 식당을 가나 사용한 재료에 원산지 표시를 한다. '국내산 김치를 사용합니다'라는 문구가 벽에 붙어 있다. 손님이 알고 먹도록 알려주는 것이다. 대개 중국산 김치를 사용하는데 국산 김치를 쓴다면 그것도 고객의 건강을 생각하는 자세다.

원산지 표시가 좋은 점도 많지만 허술한 점도 있다. 김치에는 여러 가지 내용물이 들어간다. 크게는 배추와 고춧가루가 있고 마늘이나 생강, 파와 무도 있다. 실상은 이것들도 원산지 표시를 해야 한다. 대중가요에 작사, 작곡, 노래가 다 따로따로 표기되는 것처럼 말이다.

국산김치라고 해놓고 배추는 국산, 고춧가루는 중국산을 쓴다. 그러면서 주인은 따로 국산 김치를 해먹는다. 배추와 고춧가루의 원산지 표시도 따로 해야 한다는 주장이 나오는 것도 무리가 아니다. 요즘은 이미 실시하고 있는 곳도 많은 걸로 알고 있다.

제도란 현실에 맞추어 계속 바꾸어나가야 하고 시행착오를 겪으면서 변화 발전해나가는 것이니 긴 안목으로 바라보아야 한다.

입소문을 타고 사람들이 모여들다

언론에 알려진 것은 2008년 11월 개업하고 10개월 뒤인 2009년 8월 국민일보에 처음 소개되었다. 국내 유명 호텔 셰프가 추천하는 맛집 소개 코너였다. 당시 조선호텔 김왕렬 셰프가 맛집으로 추천한 것이다.

그때 처음 알려지면서 꾸준히 텔레비전에도 방영되고 입소문을 타기 시작했다. 김왕렬 셰프는 나는 잘 알지 못하는 손님이었다. 전혀 모르는 사람끼리 음식을 인연으로 서로 인생에 영향을 미치는 관계가 되었다는 게 신기했다.

식당을 해서 부자가 되려면 매일 식당 앞에서 대기번호표를 나누어 줄 정도로 인기를 끌어야 한다. 그렇지 않으면 그냥 밥 먹고 사는 정도에 그친다. 이제 문호리 팥죽은 주말과 공휴일은 번호표를 나누어주는 식당이 되었다. 평일에도 며칠은 번호표를 주어야할 정도로 손님이 많을 때가 있다.

365일 번호표를 주면서 장사를 하는 날이 올까, 꿈을 꾸어본다. 사업이 잘되는 것도 좋지만 나는 더 많은 사람이 팥죽을 사랑하게 되는 것이 목표다. 참 좋은 우리 전통음식이 젊은 사람들에게까지 사랑받는 인기식품이 되었으면 좋겠다.

식당은 메뉴를 확실히 정한 다음 창업해야 한다.

메뉴가 수시로 바뀌고 메뉴가 수시로 늘어나는 가게는 성공하기 어렵다. 고객에게 신뢰를 얻기도 어렵다. 오랜 기간 숙련된 음식 솜씨로 만든 전문성이 있는 메뉴가 식당에서 성공할 수 있다.

문호리 팥죽은 개업 때부터 지금까지 똑같은 메뉴와 품질을 유지하고 있다. 메뉴를 정할 때까지는 신중하고 어렵게 고민을 하고 정한 뒤에는 유지하는 것이 중요하다. 그것은 초심을 지키는 일이기도 하다. 나는 초심을 유지하기 위해 아래의 사항을 유념해왔다.

- 음식은 주 메뉴도 맛있어야 하고, 반찬도 맛있어야 성공한다.

- 음식점은 한번 온 손님이 1년이고 3년이고 다시 찾아주면 성공한다.

- 3년 만에 오시는 손님도 있다. 그래서 음식점은 적어도

3년 정도는 해봐야 성패를 알 수 있다.

내가 특별하게 신경을 쓰는 것이 반찬이다. 기본 반찬 세 가지는 처음부터 지금까지 한결같은 맛과 품질을 유지하고 있다. 모두 국산 재료를 써서 아내와 직원들이 정성들여 만든 것들이다.

팥죽은 부드러워 씹히는 맛이 없기 때문에 옹심이는 오곡을 넣어 만들었다. 오곡이 들어가서 찹쌀보다는 쫀득거리는 맛이 있다. 반찬은 오도독 씹히는 식감을 더해주는 것으로 준비했다. 쫄깃한 오이지와 무말랭이는 말랑한 팥죽과 찰떡궁합이다.

반찬을 만들 때 인공조미료는 전혀 쓰지 않는다. 양파와 배를 갈아서 만든 천연조미료로 단맛을 낸다. 한 가지 유념해야할 점은 모든 반찬의 맛은 마늘에 달렸다는 것이다. 좋은 마늘을 고르는 것이 첫 번째 비법이다.

문호리 팥죽의 고추무말랭이, 백김치, 오이장아찌 반찬은 별미 중 별미로 손꼽힌다. 자극적이지 않은 메뉴와 잘 어울리는 밑반찬이다. 문호리 팥죽은 오픈형 주방으로 위생적인 조리환경을 자랑하며 단골들의 발걸음이 끊이지 않는다. 한 번 찾은 손님이 그 맛을 잊지 못해 다시 찾아온다. 팥죽은 친해지기 어려워서 그렇지 한번 입맛을 들이면 중독성이 있다.

7. 팥죽에 얽힌 설화 :
왜 한국 사람들은 팥을 좋아할까?

호랑이와 팥죽 할머니 전설

　옛날 어떤 할머니가 팥 밭을 매고 있었는데 갑자기 호랑이가 내려와서 밭매기 내기를 하자고 하였다. 이긴 쪽이 진 쪽을 잡아먹기로 한 내기였는데 그만 할머니가 지고 말았다. 할머니는 팥죽이나 한 번 쑤어먹고 잡아먹히겠노라고 호랑이를 설득하였다.

　얼마 뒤 팥을 수확해서 죽을 끓이게 되었는데, 이때 파리, 달걀, 지게, 멍석, 송곳 등이 나타나 팥죽을 얻어먹고는 그 보답으로 할머니를 구해 주겠다고 하였다.

　이윽고 밤에 호랑이가 나타나자 파리는 재빨리 불을 끄고, 달걀이 튀어 호랑이의 눈을 멀게 하고, 송곳은 호랑이를 찔러 죽이고, 멍석이 말아서 지게가 갖다버려 할머니는 무사할 수 있었다고 한다.

　이 설화에서도 보듯이 옛날에도 누구나 팥죽을 좋아하고 즐겨 먹었다. 전설이니 그랬겠지만 파리나 달걀, 멍석까지 팥죽을 먹었다니 그만큼 팥죽이 별미로 인식되었다는 얘기일 것이다.

양평의 봉이 김선달 문호리 팥죽 설화

<문호리 팥죽> 식당 문 앞에는 흰 도포를 입고 갓을 쓴 남자가 서 있다. 이 선비가 바로 유명한 봉이 김선달이다. 눈길을 끌려고 갖다 놓은 것이 아니라 여기에 연결된 재미있는 배경 설화가 있기 때문이다. 양평군의 설화에 봉이 김선달이 양평군 서종면 문호리 율평부락에서 팥죽을 팔았다는 이야

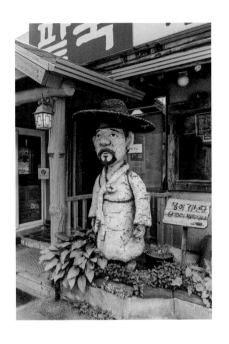

기가 전해진다. 그 사연을 적은 액자를 만들어 식당 안의 벽에다 걸어놓았다. 설화의 내용은 대충 아래와 같다.

김선달은 장난이나 하며 건달처럼 지내느라 집안을 돌보지 않아 형편이 말이 아니었다. 동지가 다가오는데도 팥죽을 쑤어먹을 팥 한 톨 없었다. 그는 하는 수 없이 이웃에 사는 대감댁을 찾아갔다.

"대감님! 내일 모레가 동지이지요?"

"그래, 동지 맞네. 자네 팥죽 쑤어먹을 팥이 없구만."

"예……."

김선달은 기어들어가는 목소리로 대답했다.

"곧 정월도 다가오니 쌀 한 말이랑 팥 한 말을 내줄 테니 가져가게나."

대감은 김선달에게 흔쾌히 곡식을 내주었다.

김선달은 쌀과 팥을 지고 집으로 돌아왔다. 식구라고는 아내랑 달랑 둘 뿐인데도 쌀 한 말과 팥 한 말로 전부 팥죽을 쑤었다. 동지는 모레인데 팥죽을 미리 쑤었다. 식으면 데워먹고 또 식으면 데워먹고 하다가 정작 동짓날에는 팥죽이 쉬어버려 맛이 이상했다.

"이걸 어째요? 팥죽이 다 쉬어버렸으니."

아내는 한숨을 쉬며 안타까워했다.

"어쩌긴 뭘 어째. 장에 내다 팔면 되지."

"농담 그만 하구려. 다 쉬어빠진 팥죽을 누가 사먹는단 말이요?"

"걱정 말게. 다 사먹는 사람이 있으니."

김선달은 팥죽을 동이에 담아 장으로 가지고 갔다. 장터 골목에 내놓고 파니 김선달을 모르는 사람이 없었다. 김선달은 장꾼에게 말했다.

"자네들 오늘 동지인데 팥죽 안 사먹나?"

"먹어야지요. 어디 팥죽이 있나요?"

"내가 팥죽을 좀 쑤어 왔다네."

"어디 봅시다. 선달님이 쑤어온 팥죽이라면 먹어봐야죠."

"그런데 자네가 초를 쳐서 맛을 낸 팥죽을 먹어봤는지나 모르겠
네."

김선달은 짐짓 업신여기는 말투로 장꾼을 떠보았다.

"그럼요. 먹어보고말고요."

장꾼들은 초 친 팥죽은 이름도 들어본 적 없지만 무시당하는
게 싫어서 먹어봤다고 대답했다. 초친 팥죽을 한 숟갈 떠먹어보니
맛이 시어서 먹을 수가 없었다. 하지만 오기로 인상을 찌푸려가며
두 그릇씩 사먹었다. 그렇게 해서 김선달은 한 동이나 되는 팥죽을
다 팔아치웠다는 것이 양평의 봉이 김선달 문호리 팥죽 설화이다.

봉(鳳)으로 둔갑한 닭

봉이 김선달은 개성만점의 캐릭터로 가는 곳마다 숱한 사연을
뿌린 인물이다. 스토리텔링의 대가로 그와 관련된 설화가 많다.
그 중 재미있는 것 하나만 소개해보겠다.

김선달이 하루는 장 구경을 하러 갔다가 닭을 파는 가게 옆을
지나가게 되었다. 마침 닭장 안에는 유달리 크고 모양이 좋은
닭 한 마리가 있어서 주인을 불러 물었다.

"이 닭이 '봉(鳳)'이 아니오?"

김선달이 짐짓 모자라는 체하고 계속 묻자, 처음에는 아니라고

부정하던 닭 장수도 생각이 달라졌다.

"맞소. 봉이오."

닭장수의 대답을 들은 김선달은 봉 값이 얼마냐고 물었다. 닭 장사는 모자라는 김선달에게 바가지를 씌워 닭 값의 두 배를 받고 닭을 팔았다.

비싼 값을 주고 닭을 산 김선달은 그 길로 곧장 원님에게로 달려가 그것을 봉이라고 바치자, 화가 난 원님이 김선달의 볼기를 쳤다.

김선달이 원님에게 자기는 잘 모르는데 닭 장수가 봉이라고 하기에 봉인 줄 알고 샀다고 고했다. 당장 닭 장수를 대령시키라는 호령이 떨어졌다. 원님은 닭장수에게 당장 닭 값을 물어주라고 하였다. 닭장수가 닭 두 배 값을 물어주자 김선달은 펄펄 뛰면서 말했다.

"아니올시다. 닭의 30배를 주고 샀습니다. 닭 값의 두 배 되는 봉이 이 세상에 어디 있습니까?"

결국 김선달은 닭 장수에게 닭 값의 30배의 값과 볼기 맞은 값으로 많은 배상을 받아 돌아갔다. 그 뒤부터 김선달은 닭 장수에게 닭을 '봉'이라 속여 이득을 보았다 하여 봉이 김선달이라 불리게 되었다고 한다. 믿거나 말거나, 풍의 이야기지만 그가 지금 시대에 태어났더라면 발상을 전환하는 그의 엉뚱한 상상력 덕분에 크게 성공했을 것이다.

불교에서의 팥죽의 유래

옛날 신라 시대의 이야기이다. 젊은 선비가 살았는데, 사람은 참으로 진실하였으나 집안이 궁핍하였다. 어느 날 과객이 찾아와 하룻밤 묵어가고자 하여 쉬어가게 해주었다. 다음날 새벽, 길을 떠나기에 앞서 과객은 선비에게 서로 친구가 되자고 하였다.

이후로 그 과객은 선비에게 종종 찾아와 넌지시 농사 훈수를 두었다. 희한하게도 과객의 말만 들으면 신통하게 풍년이 들었다. 내년에 벼를 심으라 하면 벼가 풍년이 들고, 고추를 심으라 하여 고추를 심으면 고추농사가 풍년이었다. 수년 동안 그렇게 하니 선비는 많은 재산을 모아 부자가 되었다.

이상한 점은 과객은 늘 한밤중에 찾아와서는 날이 새기 전 닭이 울면 사라진다는 것이다. 주인 선비는 재물은 남부러울 것 없이 많이 모았으나, 세월이 갈수록 몸이 계속 야위어갔다. 마침내 병이 들어 몸이 아파오기 시작했다.

병색이 짙어지자, 선비는 어느 스님에게 왜 그런지를 여쭈어 보았다. 스님은 선비에게 다음에 그 과객이 오거든 싫어하는 것이 무엇이냐고 물어보라 일러주었다. 선비는 스님이 시키는 대로 했다. 과객은 백마의 피를 가장 싫어한다고 대답했다.

젊은 선비는 스님의 말씀을 새겨들은 뒤로 점점 그 과객이 무서워졌다. 결국 선비는 자기 집의 백마를 잡아 집안 구석구석에 피를 뿌렸다. 그랬더니 그동안 친절하던 과객이 도깨비로 변해 도망을 가면서 선비에게 저주를 퍼부었다. 그 후로 선비는 건강이 다시 좋아졌다.

여전히 과객은 해마다 동짓날이면 잊지 않고 또 찾아왔다. 젊은 선비가 스님께 해마다 백마를 잡아서 피를 바를 수 없으니 어떻게 하면 좋겠냐고 방도를 물었다. 스님은 그렇다면 팥물이 백마의 피와 빛깔이 같으니 대신 팥죽을 쑤어 집에 뿌리라고 하였다. 이것이 동짓날 팥죽을 끓이게 된 유래라고도 전해진다.

동지의 풍속

동지는 24절기의 하나로 일 년 중에 밤이 가장 길고 낮이 가장 짧은 날이다. 24절기는 태양력에 의해 자연의 변화를 24등분하여 표현한 것이다. 태양의 황경이 270도에 달하는 때를 '동지'라고 한다. 동지는 음력 11월 초순에 들면 '애동지', 중순에 들면 '중동지', 그믐께 들면 '노동지'라고 부른다.

동지는 일 년 중 낮이 가장 짧고 밤이 가장 길어 음(陰)이 극에 이르지만, 이 날을 계기로 낮이 다시 길어지기 시작하여 양의 기운이 싹트는 사실상 새해의 시작을 알리는 절기이다.

옛 사람들은 이 날을 태양이 죽음으로부터 부활하는 날로 생각하고 경사스럽게 여겼다. 전통사회에서는 동지를 설 다음

가는 경사스러운 날로 생각하였다. 밤이 길고 추워서 호랑이가 교미를 하는 날이라 하여 '호랑이 장가가는 날'이라고도 불렀다.

그래서 옛말에 '동지를 지나야 한 살 더 먹는다' 또는 '동지팥죽을 먹어야 한 살 더 먹는다'는 말이 전해진다. 팥죽과 얼음 동동 띄운 동치미를 곁들여 먹으면서 액운도 쫓고 가족끼리 오순도순 정담을 나누며 긴 밤을 함께 보낸다.

새알심을 나이 수대로 먹어야 복이 온다고 믿었다. 동지첨치(冬至添齒)라는 의식인데 여기에 우리 조상들의 깊은 뜻이 숨어 있었다. 새알심을 먹으면서 나이를 한 살 더 먹는 걸 눈으로 확인하면서 마음으로 느끼며 새해를 맞이하는 의식이다.

동양 문화권에서는 그만큼 동지가 중요한 절기라 '작은 설'이라는 뜻의 아세(亞歲)라고 불렀다. 중국 역시 우리만큼 동지를 기념하며 여러 가지로 축복을 나누었다. 조선시대 우리 궁중에서는 동지를 축하하기 위해 중국에 동지사(冬至使)라는 동지 축하 사절단을 보냈을 정도였다.

동짓날에는 팥죽을 쑤어 시절음식으로 먹었을 뿐만 아니라 문짝에 뿌려서 액운을 막기도 하였다. 팥죽을 쑤어 이웃과 즐기며 책력을 선사하는 풍속이 있었다. 책력(冊曆)은 농경사회에서 생업과 밀접한 관련을 맺으며 요긴하게 사용되었던 생활의 지침서라고 할 수 있다.

언제부터 팥죽을 먹기 시작했을까?

중국의 『형초세시기』 에는 "공공씨(共工氏)의 재주 없는 아들이 동짓날에 죽어서 역질 귀신이 되었다. 그 아들이 생전에 팥을 두려워하여 팥죽을 쑤어 물리친 것이다."라는 기록이 있다.

중국 요순시대에 형전관으로 있던 공공씨에게 어리숙한 아들이 있었는데 동짓날 죽었다. 그 아들이 역질 귀신이 되어 나타나 사람들에게 역질을 옮기려 해서 그 비방을 생각했다. 아들이 붉은 팥죽을 무서워했기에 팥죽을 끓여 집안 벽이나 집 구석구석 뿌렸다.

그 후 사람들은 해마다 동지에 팥죽을 끓여 먹었다고 한다. 또 하나의 설은 귀신이 붉은 색을 싫어하기 때문에 팥죽으로 막으려 했다고도 한다. 성주신, 토지신 등에 빈다는 의미로 들이나 산에도 뿌리거나 버려두기도 했다.

이것은 팥죽의 축귀(逐鬼) 기능 덕분으로 다분히 후대에 지어진 이야기로 보인다. 팥은 붉은 색깔을 띠고 있어서 축사의 힘이 있는 것으로 믿어 역귀뿐만 아니라 집안의 모든 잡귀를 물리치는 데 이용되어 왔다. 지방에 따라서는 전염병이 유행할 때 우물에 팥을 넣으면 물이 맑아지고 질병이 없어진다고 한다.

경상도 지방에서는 팥죽을 쑤어 삼신·성주께 빌고, 모든 병을 막는다고 하여 솔잎에 팥죽을 묻혀 사방에 뿌린다. 또 경기도 지방에서는 팥죽으로 사당에 차례를 지낸 후, 방을 비롯한 집안 여러 곳에 팥죽 한 그릇씩 떠놓기도 한다.

팥뿐만 아니라 도깨비가 집안에 못 들어오게 하기 위해 말 피를 바른다든지, 사내아이를 낳으면 금줄에 붉은 고추를 매달았 다. 혼례 때 청색이랑 홍색의 실을 거는 풍습 등도 다 붉은 색이 부정과 잡귀를 물리친다고 믿었기 때문이다. 무당이 굿을 할 때 팥을 여기저기 던지는 것도 마찬가지 이유였다.

팥의 무슨 성분이 있어 귀신을 물리친다고 하는 게 아니라 팥의 붉은 색을 귀신들이 싫어한다고 믿었다. 동지에 팥죽을 쑤어 먹으면서도 먼저 먹지 않고 장독대나 헛간, 사당 등에 먼저 두었다가 식은 다음에 먹곤 했다.

팥은 빨간색이고 양의 기운을 가지고 있다. 귀신은 음의 기운 을 갖고 있기에 양의 기운인 팥으로 귀신을 쳐내려는 것이다. 동짓날 팥죽을 쑤어 먹는 것도 몸에 좋은 팥을 통해 질병이나 귀신을 쫓기 위한 것이었다. 건강을 지키기 위해 옛사람들은 매달 초하루와 보름날을 팥밥 날로 정하였다.

팥을 먹는 여러 가지 방법들

우리나라뿐만 아니라 아시아 여러 나라에서는 옛날부터 팥으로 죽을 많이 쑤어 먹었다. 중국의 홍또우죠우(紅豆粥), 일본의 사루코와 젠자이, 베트남의 쩨 등 비슷하면서도 각기 특색 있는 죽을 먹었다. '쩨'는 묽은 것이 특징이고 팥물은 조금, 떡은 많이 넣어 주로 디저트로 먹는다. 홍두죽은 달게 해서 겨울에 따뜻하게 먹는다. 일본의 젠자이처럼 차게 하거나 얼려서 먹기도 하고 광둥지방에서는 디저트로 즐겨 먹는다.

우리나라는 새알심을 넣고 같이 끓이지만 일본에서는 다 끓인 다음 익힌 떡을 나중에 넣는다. 엄청나게 달기 때문에 우메보시나 시오콤부 같은 시고 짠 반찬이랑 같이 내와서 단맛에 질리지 않고 먹을 수 있게 했다.

우리나라는 팥죽과 단팥죽 두 가지 메뉴가 있어서 팥죽은 소금을 넣어 간을 해서 식사로 먹고, 단팥죽은 설탕을 넣어 달게 해서 간식으로 먹었다. 옛날에는 엿을 넣어 단팥죽을 먹었다는 기록이 있다.

자그마한 타원형의 콩인 팥은 다른 나라에서도 널리 먹지만, 특히 일본, 중국, 한국에서 인기가 높다. 보통 윤기가 도는 짙은 루비빛 갈색으로 한쪽으로 특유의 하얀 줄이 있다. 녹색, 검정, 주황색, 밀짚색, 얼룩덜룩한 것까지 다양한 색깔이 있다.

서양에서 팥은 샐러드, 수프, 스튜 등의 짭짤한 음식에 넣어 먹지만, 아시아에서는 달콤한 레시피에 더 자주 등장한다. 밥을 지을 때 통째로 함께 넣거나 설탕을 섞어 단팥을 만든다.

팥은 익혀도 그 빛깔을 그대로 간직하며, 밥을 매력적인 보랏빛이 도는 분홍색으로 물들인다. 중국인들은 팥에 코코넛 밀크를 부어 먹으며, 일본에서는 생일이나 결혼식 때 팥밥을 올린다.

또 정월에는 단팥을 넣은 떡을 먹으며, 한천으로 굳혀서 인기 있는 생과자인 요캉(羊羹- 양갱)을 만들기도 한다. 팥을 조리하려면 냄비에 물을 붓고 두어 시간쯤 보글보글 끓인다. 그러나 미리 불려 두었다면 45분만으로도 충분하다

팥 삶은 물을 마시는 방법

팥의 약효를 얻기 위해선 팥을 달인 물을 차로 마시는 것이 가장 간단하고 효과적인 방법이다. 1일 10~30g의 팥을 달여 1일 2회 아침저녁으로 마시면 좋다. 팥차를 만들고 남은 팥도 함께 먹으면 팥의 효과를 남김없이 볼 수 있다.

1. 팥(60g)을 물로 씻은 후 하룻밤 정도 물(900ml, 3~4번 정도 마실 수 있는 분량)에 담가둔다.

2. 팥과 물을 냄비에 옮겨 담고 센 불에 끓이다가 끓기 시작하면 중불로 줄여 팥이 말랑말랑해질 때까지 약 30분간 더 삶는다.

끓을 때 위에 뜨는 것을 걷어내야 맛이 순해진다.

3. 보관할 때는 차게 식힌 후 용기에 넣어 냉장고에 보관한다. 보존기간은 이틀 정도로 상하기 쉬우므로 되도록 빨리 마시도록 한다.

4. 팥 삶은 물을 식전마다 1컵(150~200ml)을 마신다. 마실 때 팥을 작은 수저로 2번 정도 함께 먹으면 더욱 효과적이다. 차갑게 마시든 따뜻하게 데워서 마시든 상관없다.

국산 팥과 중국산 팥의 차이점

좋은 팥을 사려면 품종 고유의 낱알 모양을 갖고 있고, 껍질의 얇음과 두꺼움이 없이 충실하고 단단하며, 낱알의 색택이 선명한 것을 골라야 한다. 수분 함량이 14% 이하로 이물질이 없는 국산팥을 사면 틀림이 없다.

우리 팥과 중국산 팥의 대략적인 차이를 설명하자면, 일단 팥의 크기가 고르다면 중국산일 확률이 많다. 색은 코피가 시간이 지났을 때 변하는 색깔처럼 선명하지 않은 붉은색이다. 그러나 국산 팥도 중국산 팥과 비슷한 색깔을 띠기도 하기 때문에 색깔로만 구별하기는 어렵다. 색깔보다 팥의 크기가 더 확실하다.

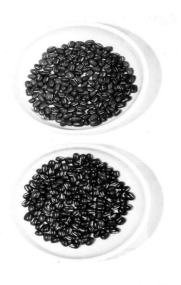

국산팥과 중국산 팥을 비교해보면 겉모양은 중국산 팥이 윤기가 나고 크기도 고르다. 국산팥은 크기도 들쭉날쭉하고 돌도 많아서 조리로 잘 일어서 써야 한다. 그런데 삶을 때 진가가 나타난다. 국산팥은 삶을 때 특유의 구수한 냄새가 나면서 먹어보면 맛이 좋다. 못생기고 생김새가 제각각이라도 역시 신토불이 우리 농산물이구나, 실감한다.

우리 팥(위)과 중국산 팥(아래)

사진을 봐도 큰 도움이 되진 않을 거라 생각하지만, '국립농산물품질관리원' 홈페이지에 들어가 보면 '농식품 정보'>'원산지 식별정보'>'두류/서류' 항목의 팥을 선택하면 대략의 설명과 비교 사진이 나온다.

붉은색의 국산 팥은 색깔이 정말 예쁘다. 국산 농산물은 공장에서 기계로 찍어내는 물건이 아니라 조금 작은 것도 있고 모양이 제각각이다. 그것이 살아 있는 생명체인 농산물의 특징이다.

한 하우스 안에 자라는 과일도 가운데서 자라는 것과 가장자리에서 자라는 것이 당도가 다르다고 한다. 같은 콩깍지 안에도 가을 햇살에 익어가는 시간이 달라서 같은 형제임에도 불구하고 색깔이 다르다. 그래도 맛만큼은 으뜸이라 국산 팥을 사랑하지 않을 수 없다.

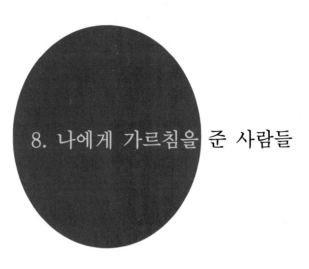

8. 나에게 가르침을 준 사람들

스승은 어디에고 있다

인생을 살든, 장사를 하든 자기 나름의 철학이 있으면 큰일이 닥쳐도 덜 흔들린다. 그때그때 좋은 가르침을 만나면 마음에 새기고 잊지 않는다. 어려운 상황이 벌어지면 그 가르침을 꺼내서 마음을 다스리고 현실에 맞선다.

내가 최근에 만난 값진 교훈 하나를 소개할까 한다. 내가 사업을 할 때나 사람을 만날 때 명심하는 말이다. 사람이 가장 빠지기 쉬운 함정이 교만이라고 하는데 이 말을 떠올리며 그것을 물리치려 한다.

"갑을 만날 때에는 을처럼 대하고, 을을 만날 때는 갑처럼 대하라."

이 말만 실천한다면 갑을 만나도 기죽지 않고, 을을 만나도 거드름 피울 일이 없다. 다 자기 몫의 인생을 열심히 살아가고 있다. 네가 잘났네, 내가 잘났네, 따지고 싸우는 것 자체가 바보짓이다. 나에게 스승 노릇을 해주고 길잡이 노릇을 해주는 말이 또 있다. 『대학(大學)』의 정심장(正心章)에 있는 구절이다.

'심부재언 시이불견 청이불문 식이부지기미'
心不在焉 視而不見 聽而不聞 食而不知其味
마음이 있지 않으면 보아도 보이지 않고,
들어도 들리지 않고, 먹어도 그 맛을 모른다.

몸을 닦는 것(修身)이 마음을 바르게 하는 데 있다는, 새로울 것도 없이 다 아는 말을 좀 더 상세하게 풀어놓은 말이다. 이 말의 앞 구절을 참고삼아 덧붙이자면 이렇다.

노여워하는 바가 있으면 그 바름을 얻지 못하고,
두려워하는 바가 있으면 그 바름을 얻지 못하고,
좋아하는 바가 있으면 그 바름을 얻지 못하고,
근심하는 바가 있으면 그 바름을 얻지 못한다.
마음이 있지 아니하면 보아도 보이지 않고,
들어도 들리지 않고, 먹어도 그 맛을 알지 못한다.

인간의 본성이 그러하니 몸을 닦는 것은 마음을 바르게 하는 데서 시작된다는 뜻이다. 한마디로 심신일체, 몸과 마음은 둘이 아니며, 마음이 가는 대로 몸이 따라가고 몸을 바르게 할 때 마음도 바르게 된다는 말씀이다.

이 말을 재미있게 설명하는 이야기가 있다. 공자는 제(齊)나라로 가서 소(韶)라는 악곡을 들으며 석 달 동안이나 고기 맛을 몰랐다고 한다. 마음이 음악에 가 있어서 먹어도 그 맛을 몰랐던 것이다.

또 다른 이야기도 있다. 송대(宋代)의 정명도(程明道)와 정이천(程伊川) 두 형제가 어느 대신의 생일잔치에 초대를 받아서 갔다. 술상이 물러가고 기생들의 노래와 춤이 시작되었다. 이제는 집으로 돌아갈 사람은 돌아가도 실례가 되지 않는 시간이다.

근엄한 정이천은 기생들의 노래와 춤이 듣기 싫고 보기 싫어 마치 가시방석에 앉은 기분이었다. 그러나 형님인 명도가 일어나지 않으니 먼저 일어날 수도 없는 노릇이었다. 형님 눈치만 보고 있는데 명도는 즐거운 표정으로 가만히 바라보고만 있지 않겠는가.

이튿날 이천은 명도에게 물었다.

"형님, 어제 기생들이 노래 부르고 춤출 때 왜 그만 일어나지 않고 끝까지 계셨습니까?"

은근한 책망이었다. 그러자 명도가 이렇게 답했다.

"나는 어제 기생의 노래와 춤이 들리지도 보이지도 않았는데, 너는 오늘도 그것을 생각하고 있단 말이냐?"

그러면서 의아한 눈으로 아우를 보았다는 것이다. 정명도는 실제로 성인의 경지에 이른 사람이었다고 한다. 그는 마음이 다른 데 있었기 때문에 기생의 노래와 춤이 들리지도 보이지도 않았던 것이다. 별 것 아닌 것 같은 이 이야기가 이상하게 오래 기억에 남았다.

고통에 대처하는 법 같기도 하고, 인생에 대해 거리를 두고 바라보라는 충고 같기도 했다. 남이 뭐라든, 세상에서 어떤 기준을 들이대든, 자신의 길을 소홀함 없이 충실히 따르는 것, 그게 인생을 살아가는 사람의 도리일 것이다.

모든 인생마다 제각각 기회도, 복도, 결과도 다르다. 보통사람은 모두 성공과 실패, 행복과 불행을 속속들이 겪으며 평생을 애면글면 사는 것이다. 각기 다른 자신의 인생이 있고 모두 존중받아 마땅하다는 점을 잊지 않고 기억하려 한다.

나를 지켜준 고마운 분들

지금의 내가 있기까지 나를 도와주고 사랑해준 사람을 일일이 열거하자면 끝이 없다. 당장 생각나는 몇 분만 애기하려고 해도 벌써 가슴이 벅차오른다. 내가 힘들 때, 세상물정을 몰라 헤맬 때 나를 이끌어주고 가르쳐주신 그분들이 없었다면 나는 어떻게 되었을까?

어머니의 철저한 생활교육과 단단한 정신무장으로 나는 편부모 가정이 맞닥뜨릴 수 있는 어려움을 잘 극복하고 무난하게 성장했다. 그런데도 자라면서 새록새록 깨달은 것은 나 역시 아버지에 대한 그리움이 마음 깊은 곳에 있었다는 사실이다. 아버지에 대한 동경이 많았다. 그래서 나를 잘 살펴주는 어른을 만나면 나는 쉽게 감격하고 잘 따랐다.

세 살 때 돌아가신 아버지는 얼굴만 희미하게 기억나고 다른 기억은 전혀 없다. 어린 마음에 보고 싶기도 하고 함께 무얼 하면 좋겠다는 생각도 많이 했을 것이다. 더욱이 남자는 아버지를 보고 배우는 점들이 많아서 더 그랬다. 군대에 있을 때도 거기서 고생한 이야기를 함께 허심탄회하게 할 수 있는 아버지가 있으면 얼마나 든든하고 힘이 되었겠는가.

삶의 구비마다 아버지 대신 나를 감싸고 어깨를 두드려주신 분이 계셨다. 초등학교 2학년 때 미술지도를 해주신 강태현 담임선생님을 잊을 수 없다. 능력과 덕성을 두루 갖추신 분이지만 자청해서 평생을 평교사로 봉직하다가 정년퇴임하셨다.

어느 모로 보나 천생 선생님이신 분이시다. 오로지 아이들을 나라에 쓸모 있는 사람으로 키우는 일을 천직으로 여기고 외길을 걸어오셨다. 교육계가 온갖 부정과 비리로 말도 많고 탈도 많지만 강태현 선생님 같은 분이 계시기 때문에 우리나라가 세계적인 인재를 많이 배출하는 거라고 생각한다.

어릴 때 저녁밥을 해주신 외숙모, 왕보현 구의원 어머니도 잊을 수 없는 분이다. 지금은 돌아가셨지만 한 동네 살았던 이웃집 아저씨도 생각난다. 윤복남 아저씨, 임수복 아저씨는 내가 학교에 제출할 가정환경조사서를 한문으로 써주신 분이다.

그때는 한문을 지금보다 더 많이 쓰던 시절이었고, 아버지가 안 계신 나는 환경조사서를 쓸 때 그분들의 도움을 받았다. 초등학교 4학년 때부터 스스로 한자를 쓸 수 있어서 아버지 제사에도 지방 글씨 '현고학생부군신위(顯考學生府君神位)'는 내가 직접 썼다.

나는 예전부터 한자에 관심이 많았다. 초등학교 때는 동네에 집집마다 문패가 한자로 씌어 있어서 문패를 보며 외우고 다녔다. 지금도 동네 어르신 이름을 다 기억하고 있다. 다른 건 몰라도 기억력 하나는 좋아서 동네에 다니는 버스도 멀리서 보고 자동차 번호를 알 정도였다.

신영균 위원장 보좌관 시절에 친구를 많이 만났다. 정치계에서 만난 친구들은 다 자기 몫을 하면서 살고 있다. 지금은 국회의원 이 된 사람도 있고 국가를 위해 큰일을 하는 친구도 있다. 1대 구의원 출마할 때는 친목회에서 윤정균 위원장이 중심이 되어 회원들이 선거기탁금을 모아주었다. 그것은 돈이 아니라 마음이었다. 사람을 만난다고 다 친구가 되는 것이 아니라 마음을 나누고 고통을 함께 해야 친구가 되는 것이다.

잊을 수 없는 주례

나는 삼십대부터 주례를 100번 이상 섰다. 웅변을 해서 남 앞에서 애기를 당당하게 잘 해서 그런지 주례를 부탁하는 사람이 많았다. 정치계에 몸담았을 때 많은 사람을 만나 인맥을 형성해서 그런 것 같기도 하다.

한 사람의 일생일대에 가장 큰일이기도 한 결혼식인지라 뭐라도 기억에 남을 말을 해주고 싶다. 어른으로서 첫걸음을 내디디는 사람이 이따금 떠올릴 만한 말이 뭐가 있을까, 생각하며 두 사람이 살아온 나날을 잘 살펴본다. 신랑신부 부모님의 성공사례와 지나온 일을 들려주면서, 신랑신부를 어릴 때부터 지켜보고 느꼈던 점들을 각자에 맞게 애기한다.

애경사나 어려운 일이 있을 때 나는 능력이 되는 한 두 팔을 걷어붙이고 도와주려고 한다. 이때는 절대 돈을 받지 않아야 한다는 것이 나의 생활신조다. 돈을 받는 순간 거래가 돼버려 서로 간에 느꼈던 애초의 고맙고 애틋한 마음이 퇴색하고 만다.

앞으로도 주례를 부탁하면 사정이 있어서 못하는 경우가 아니면 꼭 해줄 생각이다. 이것은 어디까지나 나와 맺은 인연에서

빚어진 선의에서 우러나 하는 일이다. 진심으로 축하해주고 싶은 마음에서 기꺼이 주례를 맡고 싶다.

많은 주례 중에서 특히 인상 깊었던 주례는 최명진 군의 결혼식이었다. 명진 군은 내가 태어나고 아버지가 돌아가신 바로 그 집의 주인 최홍천 선배의 장남이다. 한참 전의 일이라 지금은 벌써 두 공주의 아버지가 되었다.

당시 명진 군은 공대를 졸업하고 삼성에 근무하고 있었다. 신부되는 여성은 서울 교대를 졸업해서 초등학교 교사를 하고 있었다. 참으로 잘 어울리는 선남선녀 한 쌍이었다. 명진 군의 주례를 앞두었을 때 나는 여러 가지 감정으로 감회에 사로잡혔다. 지금 이렇게 살고 있는 자신이 놀랍고도 대견했다.

그 집에서 태어나서부터 오늘날까지 살아오는 동안 명진 군의 아버지인 최홍천 선배는 나를 죽 지켜본 사람이다. 어쩌면 나를 가장 잘 아는 사람이기도 한 선배가 자기 아들의 주례를 부탁할 수 있는 위치에 섰다는 사실이 감개무량했다.

최홍천 선배는 내가 여러모로 존경하는 사람이다. 정직해서 생전 거짓말을 할 줄 모른다. 형수가 뇌질환 환자로 몇 년 전 식물인간처럼 지냈던 적이 있었다. 최 선배의 지극정성으로 아직 정상까지는 아니지만 많이 호전되었다.

지금은 사람도 알아보고 재활치료를 받으며 걷기 연습을 하고 있다. 최 선배가 오직 아내의 재활을 위해 사업도 접고 치료에만

전념한 덕분이다. 함께 사는 사람에게 바치는 최 선배의 사랑과 정성은 모든 남편의 귀감이 될 만하다.

처음 선배가 나를 찾아와 주례를 부탁할 때 나는 감동을 받았다. 아, 내가 그래도 헛살지 않았구나. 겉으로 보이는 내 모습이나 사회적 지위가 아닌 나의 진면목을 아는 사람이 나를 찾아주었다고 생각하니 정말 고마웠다. 내 인생을 다 지켜보고 기억하는 사람이 나를 인정해준 것이라 더욱 의미가 깊었다.

어린 시절 아버지가 돌아가셨을 때를 생각하면 나는 분명 성공한 사람이다. 인생이란 얼마나 위태롭고 아슬아슬한 것인가. 세 살짜리 아이인 내 앞에 놓인 인생은 아무도 밟지 않은 미지의 땅이다. 전인미답의 그 땅을 내가 어떻게 개척할지 그 누구도 알 수 없다. 나는 물론이고 어머니도 이웃도 짐작할 수 없는 아득한 것이었다.

그 후 오십여 년이 지나 나는 양평 문호리 팥죽의 주인이 되었다. 두 개의 그림을 포개놓고 생각하면 감개무량하지 않을 수 없다. 소년과 중년. 두 개의 다리 사이에 놓인 수많은 사연과 파란만장한 우여곡절 앞에 숙연해지지 않을 도리가 없었다.

누구의 삶인들 갈피마다 사연이 없을까. 우리가 남의 인생, 나의 인생 모두를 경건하게 바라보아야하는 이유이다.

주례 이야기 2

"일을 하지 않으면 공양도 하지 마라."

어머니가 줄곧 하신 말씀이다. 나는 지금도 일을 열심히 하는 부지런한 사람을 좋아한다. 자기 일에 열중해서 책임을 다하는 모습을 보면 아름답기마저 하다. 자기 몫은 다 하지 않으면서 자리를 내세워 특권을 누리려고 하는 사람은 사회에 아무 도움이 안 된다.

노동은 하지 않고 남에게 빌붙어 평생 사는 사람도 있다. 나는 이런 사람을 보면 한심하다 못해 화가 난다. 한 생명이 살아가려면 그만큼 밥을 먹고 생활을 유지해야 한다. 생활에는 돈이 든다. 돈을 벌려면 일을 해야 한다.

이것이 인생의 원리이고 지켜야 할 도리이다. 그러니 노동을 하지 않는 사람이 있다면 대신 누군가 그 사람을 위해 고생을 해야 한다는 결론이다. 민폐도 이런 민폐가 없다.

주례를 설 때마다 누구에게나 공통적으로 해주는 말이 있다. 다른 얘기는 결혼당사자들에 따라 조금씩 달라지지만 이 얘기만큼은 꼭 해준다.

"이 세상에는 세 가지 종류의 사람이 있습니다. 첫째는 이 사회에 꼭 필요한 사람, 둘째는 이 사회에 있으나마나 한 사람, 셋째는 이 사회에 있어서는 안 될 사람으로 나눌 수 있습니다.

여러분은 어떤 사람이 되어야겠습니까? 답은 잘 알고 있을 것입니다. 초등학생한테나 해줄 법한 빤한 얘기라고 생각할 수도 있습니다. 그런데 우리는 이 간단한 것을 망각하고 살아갑니다. 작은 것 하나라도 이 사회와 남을 위해 할 수 있는 사람이 되십시오. 이 사회는 결국 우리의 자식들이 살아갈 나라입니다. 남을 위한 것은 나를 위한 것이기도 합니다. 이 말씀은 잊지 말고 기억하시기를 당부합니다."

새로 탄생하는 그 부부들이 내 말을 어디까지 알아듣고 얼마나 오래 기억할는지는 모르겠다. 반타작이라도 좋다. 그들 중 몇이라도 이 말을 기억하고 그 자식에게 들려준다면 우리 사회가 조금은 나은 사회가 되리라 믿는다.

우리 집 마루에는 어머니 사진과 함께 가훈이 적힌 액자가 걸려 있다. 가훈은 정직(正直), 선의(善意), 공평(公平)이다. 모든 일에 있어서, 모든 사람을 대할 때 정직해야 한다. 언제나 좋은 뜻을 가지고 다른 사람의 장점을 보려고 노력하며 가능하면 칭찬을 아끼지 않는다. 나는 특히 세 번째의 공평이라는 두 글자를 제일 좋아하며 생활 속에서 중시하는 개념이다.

공평하지 않으면 약자는 누가 보호할 것인가. 승자독식의 사회에서 특권과 힘을 가진 자들이 다 차지해버리면 이 세상은 어디로 흘러갈지 불을 보듯이 훤하다. 강자에게 약하고 약자에게 강한 사람이 판치는 세상이 될 것이다.

정직하게 남과 더불어 잘 살지 못하면 돈과 명예가 다 무슨 소용 있겠는가. 지혜롭고 정직한 사람이 존경받는 세상이 오기를 항상 꿈꾼다. 남을 속이지 않고 정직하다는 이유로 좌절하고 실패한다면 그 사회는 머지않아 망하고 말 것이다. 사람 살기 좋은 세상은 부자가 많은 세상이 아니라 억울한 사람이 적은 세상이라고 믿는다.

진정한 어른이 없는 사회

요즘 사회 돌아가는 것을 보면 걱정스러울 때가 많다. 비단 어제오늘의 일이 아니다. 우리는 누구나 실수를 할 수 있고 실수를 통해 배워나가며 어른이 된다. 길에서 청소년들이 잘못을 저지르면 어른으로서 좋은 말로 타이르는 문화는 이제 찾아보기 어렵다.

우리나라는 점점 어른이 없어지고 있다. 단순히 나이가 많다고 해서 어른이라고 할 수는 없다. 가정, 사회, 국가에서 필요할 때 필요한 말과 행동을 할 수 있는 성숙한 사람이 어른이다. 법은 꼭 지켜야 한다. 그러나 법에 앞서 도덕과 상식이 받쳐주는 솔선수범의 정신이 우리 사회에는 더 필요하다고 생각한다.

나이가 적든 많든 옳고 그름을 판단해서 그것에 따라 말하고 행동하는 사람이 필요하다. 자기만의 사리사욕으로 가득 차

있는, 나 아니면 안 된다는 유아독존(唯我獨尊) 식의 생각을 하는 사람들이 현실에서 늘어나는 것은 슬픈 일이다.

나이가 많다고 어린 사람에게 함부로 반말을 하는 태도도 지양해야 한다. 상대에 대해 존중하는 마음이 있다면 하지 않아야 할 행동이다. 생전 알지도 못하는 사람이 자기한테 대뜸 반말을 하면 어떤 사람이 좋아하겠는가? 좋은 인상을 줄 수 없을뿐더러 서로 불쾌감만 느낄 상황이 벌어진다. 가는 말이 고와야 오는 말이 곱다.

인격수양은 꼭 학교공부를 통해서만 이룰 수 있는 것은 아니다. 자기의 마음가짐에 따라 배움이 없어도 얼마든지 바르고 사회에 필요한 사람이 될 수 있다. 옛날에는 서당에서 소학, 대학, 중용 논어 등의 고전을 배웠다.

그때의 교육목표는 취업이 아니라 개인의 인격을 닦는 일에 초점을 맞추었다. 소위 선비정신이라는 것이다. 공자나 맹자가 책에 썼던 것들은 다 나 자신을 잘 닦아서 사회에 나가야 한다는 내용들로 이루어져 있다. 수신제가치국평천하(修身齊家治國平天下), 이 한마디에 인생에서 알아야 할 모든 뜻이 다 들어 있다.

인간으로서 해야 할 도리를 알고 모르고에 따라 사람은 천양지판으로 달라진다. 돈으로 명예를 사고 돈으로 인간관계를 사려는 사람을 볼 때마다 '무식하면 용감하다'는 말이 생각난다. 여기서 무식하다는 것은 학교를 못 다녔다는 것이 아니라 인간의 도리를 모른다는 뜻이다.

자기 입으로 정의를 떠드는 사람치고 정의로운 사람을 별로 못 봤다. 말이 아닌 행동으로, 실천으로 정의로운 사회를 구현하는 사람이 많아지기를 진심으로 기원한다. 가끔 이런 생각을 한다. 그 사람들이 삿된 기운을 씻어주는 팥죽을 먹으면서 과거의 거짓말은 다 씻어버리고 새 출발하면 어떨까. 사람에 대한 진정한 평가는 사후에 후세들에 의해 이루어질 것이다.

사회생활을 하면서 여러 분야의 사람을 만났다. 특히 공무원이나 공공기관과 금융기관에 근무하는 사람을 볼 때 느끼는 것은 사람을 대하는 기본예절이 사라지고 있다는 사실이다. 다산 정약용 선생이 『목민심서(牧民心書)』를 쓴 지 200년이 넘었다. 그런데도 아직 우리 현실은 하나도 달라지지 않고 있다. 백성을 덕으로 이끄는 진정한 목민이 그립다.

가난하더라도 올바른 정신을 가진 사람, 아닌 것은 아니라고 말할 수 있는 사람, 작은 힘이라도 있으면 남을 도와주는 사람이 대접받는 사회가 정의로운 사회이다. 지금은 역사 속으로 사라진 어느 정당의 창당 5대 이념이 민족, 민주, 정의, 통일, 복지였다.

그런데 과연 창당이념대로 정의로웠는가? 당원은 평생 동지라고 했는데 정말 평생 동지처럼 대했는가? 정치에는 영원한 동지도, 영원한 적도 없다는 사실을 잘 알고 있다. 나는 깨끗하고 공정한 절차에 대해 말하고 싶다.

돈으로 승리한 사람은 영원히 피선거권을 박탈해야 한다고 생각한다. 받은 사람도 마찬가지로 엄격하게 다스려야 한다. 그런 강한 조치가 없이는 너 좋고 나 좋자는 식의 패거리정치가 청산되지 않는다. 학력과 경력을 속이는 사람도 선거판에서 사라져야 한다. 양심을 지키는 것은 기본 중의 기본이다.

공직자라면 과연 그동안 국민을 위해 뭘 했는가를 따져봐야 한다. 국민 위에 군림하는 것이 아니라 봉사한다는 마음으로 해야 한다. 이런 풍토가 마련되기 위해서는 국민 모두가 감시자가 되어 허투루 나라의 일에 나서는 사람이 없도록 막아야 한다.

사람을 제대로 뽑는 것이 우리가 행사할 수 있는 참정권이다. 이름이 오를 만한 자리에는 나서서 사진 찍기 좋아하는 사람이 꼭 있다. 각종 관변단체에 소속되면 연례행사처럼 자기네들끼리 몇 십 장의 감사장, 표창장을 나눠 가지며 세를 과시한다. 길거리에 현수막을 걸고 자손만대에 물려주려고 비닐봉지에 차곡차곡 모아두는 걸로 체면을 세우려는 못난 사람들을 각종 선거에서 가려내야 한다.

벼는 익을수록 고개를 숙인다. 모든 선거에서 무엇을 했다고 내세우기보다 그 일을 어떻게 했는지 과정을 중시하는 사람이 뽑혀 이 사회에 기여할 날을 기다린다. 결과보다 과정을 볼 줄 아는 눈, 과정에서 흘리는 피와 땀의 가치가 진실한 삶의 가치이다.

옷이 아니라 그 옷을 입고 있는 사람을 보라

나는 한국인으로서 상당한 자부심을 갖고 사는 사람이다. 한국에서 태어나 많은 기회를 얻었으며 하고 싶은 일도 거의 다 해봤다. 우수한 재능을 가진 한국인으로 태어난 것을 늘 자랑스러워하면서 살았다. 신문이나 책에서 한국 사람과 사회의 병폐에 대해 애기를 들을 때도 우리가 힘든 역사를 겪으며 살다보니 그럴 수도 있는 일이라고 위안했다.

여러 전쟁을 겪으면서도 끝내 일어서서 자신의 삶에 충실한 강한 정신력을 가진 점은 누구나 본받을 만하다. 그러나 어려움을 헤치며 살다보니 과도한 경쟁 속에서 남을 속이거나 짓밟는 일이 예사로 벌어진다. 강건한 생활력과 근면성 아래 드리워진 어두운 그늘이다.

이제는 먹고 사는 문제가 어느 정도 해결되었으니 마음의 여유를 찾으면서 살았으면 좋겠다. 식당을 하면 매일 불특정다수의 사람을 만나게 된다. 그래서 느끼는 점도 많다. 외양보다 내실을 기하고, 경쟁보다 화합을 우선하는 사회가 되기를 진심으로 바라는 마음에서 몇 가지 생각나는 점을 말하려고 한다.

우리 민족에게 좋은 점이 많은 건 사실이지만 고쳐야 할 점

역시 적지 않다. 그중에서 내가 새삼 얘기하고 싶은 것은 너무 겉치레에 치중하는 점이다. 사람을 볼 때 인격이 아니라 외모를 보는 습성은 고쳐져야 한다.

상대방과 일 때문에 만났든 친목으로 만났든 제일 먼저 차를 본다. 그 다음 옷차림을 본다. 그러고 나서 얘기를 할 때는 학연, 지연을 따져 편 가르기를 시작한다. 더 나아가 집안을 보고 배경을 본다. 정작 인간은 맨 나중에 본다.

왜 그럴까?

사람을 판단하는 자신의 능력을 믿지 못해서 그런다는 생각밖에 안 든다. 사람을 만나 그 사람과 대화를 해본 다음 나한테 맞는 사람인가 아닌가를 파악하는 데 그 사람의 배경이 왜 필요한가. 그가 타고 온 차가 왜 영향을 미치는가. 색깔이나 디자인에서 그 사람의 취향을 짐작할 수는 있지만 그 사람의 가치를 차나 옷의 가격으로 매겨서는 안 된다.

나는 아마도 정치에 몸담으면서 수많은 사람을 만나서이겠지만 사람을 만나자마자 금방 알아본다. 아, 이 사람은 나한테 도움을 줄 꼭 필요한 사람이구나. 아, 이 사람은 나를 속일 수도 있는 믿기 어려운 사람이구나.

그러한 느낌은 정말 중요하다. 그리고 그건 대체로 틀리지 않는다. 여러 가지 계산이 아닌 직관으로 판단한 것이기 때문에 그렇다.

미국에서 나온 자기계발서에 『블링크』라는 책이 있다. 블링크는 눈 깜빡할 사이를 뜻하는 영어 단어다. 우리가 깜빡이라는 부르는 후경등이 블링커이다. 어쩌다 책 제목이 '눈 깜빡할 사이'가 되었을까 호기심을 갖고 보게 되었다.

이 책의 요지는 우리가 사람을 만나면 3초 안에 이 사람이 어떤 사람인가 판단한다는 것이다. 우리가 배운 어떤 이론이나 상식, 경험보다 잠깐 사이에 일어나는 동물적인 감각이 판단력에 영향을 미친다. 자신을 보호하고자 순간적으로 본능이 발동하는 것이다.

그야말로 눈 깜빡할 사이에 모든 것이 판가름 난다. 그러니 잔머리 굴리지 말라는 뜻이다. 보통 큰일을 앞두었을 때 사람들은 불안해서 자신의 판단력을 잘 믿지 못한다. 외부적인 근거를 끌어다 붙인다. 그게 패착이다. 그 사람의 출신성분이나 배경, 지금 보여주는 모습이 참고사항은 될 수 있을지언정 절대적인 기준은 될 수 없다.

모든 사람이 외부 조건만 판단해서 사람을 썼더라면 나는 성공하지 못했을 것이다. 내가 지금 남 앞에 부끄럽지 않은 모습으로 살아갈 수 있는 위치에 선 것은 나의 내면을 봐주는 사람이 주변에 있었기 때문에 가능했다. 나는 그 분들의 마음이 고마워서 더욱 최선을 다했다.

그렇게 진심으로 만난 사람들과의 관계는 평생을 두고 이어진다. 그것이 진정한 인간관계이다. 이해관계로 만나 서로의 마음을 뒤로 한 채 오로지 이익을 위해 모였을 때는 이해관계가 없어지면 다 흩어져버리고 만다.

또 한 가지는 남의 칭찬을 아낌없이 해야 한다. 우리나라 사람이 남을 칭찬하는 데 인색한 것은 자주 이야기되는 단점이다. 입만 열면 자기 자랑이다. 내 부모, 내 자식, 내 집과 자동차, 학력과 인맥 등등 자기를 내세우기에만 바쁘다. 서른이 넘고 마흔이 넘은 사람이 아직도 우리 부모가 어쩌고저쩌고 하면서 집안 자랑하는 걸 보면 그런 꼴불견도 없다.

진심으로 자기를 도와주고 인정해준 사람을 잘 기억하고 늘 감사한 마음을 가져야 한다. 나는 어디서고 바른 말을 하는 사람이다. 잘못된 것을 보면 그냥 못 넘어간다. 하지만 칭찬할 만한 일을 발견하면 아낌없이 칭찬해준다. 그래서 정도를 걷는 사람이라는 평을 듣는다.

남을 칭찬하는 일의 좋은 점은 사람을 볼 때 좋은 점을 발견하려고 노력한다는 것이다. 거슬리는 점, 나쁜 점을 찾아내지 않고 먼저 좋은 점을 발견하면 인간관계를 맺기가 쉽다. 내가 가진 장점을 발견해서 칭찬해주는 사람과 친해지고 싶은 것은 인지상정이다. 서로 호감을 갖고 일을 시작하면 일에도 좋은 영향을 미칠 것이다.

소통을 위하여

아메리카 원주민 얘기는 우리에게 여러 가지로 교훈을 준다. 그 얘기가 많이 회자되는 이유도 우리가 미처 생각하지 못했던 삶의 지혜를 책이 아니라 몸으로 체득했기 때문이리라.

원주민들에게 가장 존경받는 사람을 관찰해보니, 힘이 세거나 모든 걸 가진 사람이 아니었다. 어떤 문제를 맞닥뜨렸을 때 가지고 있는 것들을 잘 활용해서 문제를 해결하는 사람이라고 한다. 두려움이 없는 사람, 자신의 판단에 확신을 갖는 사람이다.

두려움이 없을 리는 없다. 보다 큰 시야를 가지고 상황을 바라보았기 때문에 결단을 내릴 수 있었을 것이다. 어차피 가야 할 길 앞에서 망설이거나 두려워하기보다 설렘과 기대를 품고 과감하게 나아간다. 우리의 불완전함을 받아들이고 실수에 크게 휘둘리지 않는 마음가짐이 필요하다.

소통을 하기 위해서는 상대의 입장에서 먼저 헤아릴 줄 아는 마음이 있어야 한다. 자신의 생각을 잘 정리해서 말함과 동시에 어떤 문맥으로 해야 하는지를 잘 파악해야 한다. 여기에 힘을 싣기 위해서 지혜롭게, 생각을 디자인을 해서 말하는 것이 필요하다.

나와 다른 사람, 다른 문화를 접할 때 우리에게는 두 가지가 요구된다. 호기심과 존중이다. 나와 다르다는 데 도대체 뭐가 어떻게 다를까 관심을 갖고 살피는 것이 호기심이다. 호기심은 타인에 대한 거부감과 배타적인 태도를 줄여준다. 긍정적 에너지를 가지고 일정 기간 상대를 기다려줄 수 있다. 결과가 나타난 다음에 판단해도 늦지 않다.

존중은 말할 필요도 없이 비록 나와 다르고, 나아가 나보다 열등하더라도 함부로 대하지 않는 배려의 마음이다. 장점만 있는 사람도 단점만 있는 사람도 없다. 저 사람이 지금은 내 마음에 안 들지만 필시 장점이 있을 텐데 그때까지만 참고 기다려주자고 생각하는 것이다.

단점이 발견되었다 해도 말을 해서 고칠 기회를 주어야 한다. 누구나 가진 그 사람만의 재능과 개성을 발견하고 그걸 내 사업에 활용하는 것, 그것이 사업가의 능력이다. 그걸 쉬운 말로 '사람 보는 눈'이라고 표현한다.

남들은 간단히 학력과 외모만을 갖고 그 사람을 판단하지만 나는 다른 안목으로 사람을 볼 줄 아는 것, 그것은 가치를 환산할 수 없을 만큼 중요한 덕목이다. 윗사람이 될수록 중요한 것은 다른 사람의 재능을 사는 일이다. 프랑스 속담에 이런 말이 있다.

'재능은 다른 사람의 재능을 발견하는 것이다.'

우리는 어차피 남과 더불어 살아가야한다. 타인의 단점만 골라낸다면 얼마나 스트레스가 많겠는가. 그 사람만이 가진 재능을 발견하고 그와 더불어 관계를 형성하면 쉽게 깨지지 않을 믿음과 헌신을 얻어낼 수 있다.

그렇게 열린 생각으로 '너를 발견해 보겠다'는 마음을 갖는 것이 소통의 첫걸음이다. 당장 실천해보기 바란다. 나도 좋고 남도 좋고, 나도 행복하고 남도 행복한 관계의 키워드임을 알 수 있을 것이다.

내 닉네임은 White100

한번 정하고 나면 쉽게 바꿀 수 없는 것이 이름이다. 그래서 예명, 필명, 아이디를 여러 개 만들어서 그때마다 자신의 개성과 정체성을 표현한다. 사업상 필요하기도 하고 사교상 즐거움을 선사하기도 한다. 이메일 주소로 쓰는 아이디나 SNS의 아이디가 보통 그런 역할을 한다.

나의 닉네임은 White100이다. 나는 닉네임도 이름처럼 쉽게 바꾸지 않고 오래도록 써왔다. 그게 내 성격이다. 뭐든 신중하게 선택한 다음 여간해서는 바꾸지 않는다. 30년 이상 친구나 지인 들에게는 White100으로 통한다.

White와 100 둘 다 내 성(姓)인 백에서 따왔다. White는 흰색, 순수함을 내세운다는 의미도 담고 있다. 100은 완전을 상징하는 숫자다. 기억하기 좋고 뭔가 꽉 찬 느낌이 들어서 마음에 든다. White100은 <하루100원기부운동본부>의 로고이기도 하다. 내 마음대로 White100을 '순수한 마음의 기부 100원'의 상징으로 정해버렸다.

이름이야 내가 주인이니까 나의 생각과 목적을 충실히 대변하면 되는 것이다. 하지만 내 이름을 정작 많이 쓰는 사람은 남들이다. 그래도 아이디인 닉네임은 주인이 더 많이 쓴다. 자신을 표현하기 위해 만들었기 때문에 특히 인터넷 상에서는 이름보다 닉네임이 주인공이다.

이름 애기가 나왔으니 한 가지 더 하자면 나의 법명은 호민(護民)이다. 화광사(華光寺) 학륜 스님이 지어주신 이름이다. 백성을 지키는 사람이라는 뜻인데 발음하기도 좋고 뜻도 내 생각과 비슷해서 소중하게 간직하고 있다.

내 아내의 법명인 동주행(東主行)도 학륜 스님이 지어주셨다. 동쪽의 주인이라는, 서울에서 동쪽인 양평으로 이사 왔으니 이 땅의 주인이 되라는 뜻을 담고 있다. 그런 맥락에서 문호리 팥죽도 아내의 이름으로 사업자등록을 냈다.

더도 말고 덜도 말고 이름처럼만 되었으면 좋겠다. 무엇을 하든 이름값을 하면서 살기를 바란다. 언제까지나 순수한 마음을 유지하면서 적은 돈이지만 죽을 때까지 남에게 베푸는 삶을 살고 싶다. 겉으로 드러나든 아니든 항상 다른 사람을 생각하는 삶을 살고자 한다.

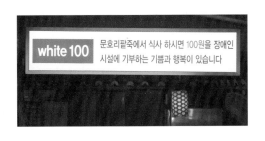

나는 <하루100원 기부운동본부> 대표를 맡고 있다. 손님이 올 때마다 한 테이블에 100원씩 기부를 하는 것을 원칙으로 삼는다. 많은 사람들이 동참하길 바라면서 공식적으로 하는 100원 기부운동이다.

우리 가게에서는 테이블 수를 일일이 세기 어렵기 때문에 매달 일정액을 기부한다. 개인은 누구나 하루 100원 기준으로 한 달에 3천 원 기부하는 것이 1구좌이다. 개인이 신청서에 기부액과 계좌번호를 적어 회원 가입을 하면 매달 장애인단체로 직접 계좌이체가 된다.

큰돈을 하라고 하면 부담이 돼도 한 테이블 당 100원! 이렇게 정하고 나니 크게 부담도 없고 따로 사회를 위해 무얼 해야 하나 고민할 필요도 없어서 마음 편하다. 형편이 허락해서 큰돈을 기부할 수 있으면 좋겠지만 어려우면 어려운 대로 적은 금액이라도 기부하면 그 나름대로 나누는 기쁨과 보람이 있다.

조금 기부를 했다고 해서 기념사진 찍고 홍보하기 여념이 없는 사람들을 싫어한다. 차량에 VIP 스티커, 신문방송사 스티커, 특정인을 표시해서 다니는 것도 좋아 보이지 않는다. 명함에다 사회에서 인정하지도 않는 거창한 직함을 적는 사람도 경계한다. 자기가 하는 일을 내세우지 않고 있는 그대로만을 보여주는 사람이 아름다운 사람이다. 우리 사회 모든 사람이 작은 나눔 하루 100원 기부운동에 동참하기를 바란다.

시작은 작게 했지만 이 운동이 어떻게 확장해 나갈지는 알 수 없는 일이다. 아직은 기부라고 이름 붙이기도 민망한 초기 단계이지만 이 일만큼은 내 사업과 더불어 다져나갈 생각이다. 서양은 기부문화가 발달해서 자기가 버는 돈의 일정액을 꼭 기부한다고 들었다.

우리 세대의 로망이었던 여배우 오드리 헵번의 사회 봉사활동 이야기는 감명 깊다. 많은 사람에게 기부와 봉사에 대한 생각을 깊게 심어주었을 것이다.

얼굴보다 더 아름다운 영혼, 오드리 헵번

아름다운 입술을 갖고 싶으면 친절한 말을 하라.

사랑스런 눈을 갖고 싶으면 사람들에게서 좋은 점을 보라.

날씬한 몸매를 갖고 싶으면 너의 음식을 배고픈 사람과 나누어라.

네가 더 나이가 들면 손이 두 개라는 걸 발견하게 된다.

한 손은 너 자신을 돕는 손이고, 다른 한 손은 다른 사람을 돕는 손이다.

오드리 헵번이 죽기 전 아들에게 남긴 시다. 그녀는 젊은 시절 <로마의 휴일> 이외에도 많은 영화에서 뛰어난 아름다움으로 사람들을 행복하게 해주었다. 나이 들어서는 영화계에서 물러나 갖가지 구호활동으로 노년을 보냈다.

아름다움이 생명이었던 몇몇 여배우들이 나이 들어서도 늙지 않으려고 성형수술로 자신의 외모를 가꾸고 매만지는 동안 그녀는 먼 아프리카와 가까운 주변의 가난한 사람들, 불행한 사람들의 거친 손을 쓰다듬어주었다.

외신에서 가끔씩 보이는 그녀의 늙은 얼굴은 이미 미추를 따질 경지의 모습이 아니었다. 평화와 행복의 화신 같은 미소와 온화함으로 가득한 표정은 보는 사람의 마음까지 따뜻하게 물들였다. 노년 앞에 당황하고 쩔쩔매는 우리에게 어떻게 나이 들어가는 것이 축복인가를 보여주는 살아 있는 모델이었다.

위 시의 한 구절 한 구절은 경험과 진심에서 우러난 참된 가르침이다. 친절한 말이 얼마나 사람의 마음을 행복하게 해주는

지, 타인의 좋은 점을 발견해주는 일이 얼마나 귀한 일인지, 배고픈 사람에게 한 끼 식사가 얼마나 절실한지 가슴 깊이 와 닿는다.

너의 두 손 중 하나는 남을 위해 사용하라는 마지막 말은 우리를 부끄럽게 한다. 우리는 혹시 자식들에게 움켜쥐려고만 하는 손, 잡으면 놓지 않는 손을 가지라고 가르치지 않았나, 돌아보지 않을 수 없다.

잘 나갈 때 조심하라는 말이 있듯이 우리가 이제 조금 살게 되었다고 나보다 못한 사람을 깔보고 우습게 아는 행동을 종종 한다. 내 자식만큼 남의 자식도 귀하고 내 몸처럼 남의 몸도 사랑받을 가치가 있는 것이다.

대문을 열어놓고 살던 예전에는 어떤 집 아이가 배고파서 울고 다니면 누룽지 한 조각이라도 건네주었다. 지금은 모두 문을 잠그고 살아서 마음의 문마저도 닫아건 것 같다. 가난하게 살 때보다 더 외롭고 마음이 가난하다.

나는 우리나라 할머니들을 볼 때마다 온갖 풍상 겪고도 아직 잃지 않은 해맑은 미소와 유머감각에 감탄하곤 했다. 그 넉살스런 대화와 널찍한 품으로 자식을 키우고 가난한 나라에서의 삶을 헤쳐 왔을 거라는 생각에 존경의 마음이 절로 들었다. 행복은 누가 갖다 주는 것이 아니라 자기가 만드는 것이라는 경구가 하나도 틀린 말이 아니다.

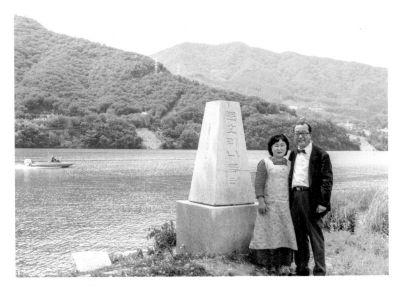

아무리 가난한 사람도 나눌 것이 있고 아무리 부자라도 부족한 것이 있다. 돈 한 푼 안 드는데도 남한테 따뜻한 말, 위로가 되는 말을 하기가 왜 그렇게 어려운지 모르겠다. 어색하더라도 남을 기쁘게 하는 말을 한두 번 하다보면 버릇이 돼서 자연스러워질 것이다.

사람과 사람의 관계가 좋아지기 위해서는 남의 단점에는 한쪽 눈 질끈 감고 장점만 두 눈 부릅뜨고 보라는 말이 있다. 내 마음의 곡간이 넉넉해야 남을 향해 너그러운 마음을 가질 수 있다.

이래서 스트레스 받지 말고 항상 평상심을 유지하라고 하는 게 아닐까 싶다. 하루를 마치고 저녁에 집으로 돌아가면 나부터 반성하리라. 두 손을 내려다보면서 오늘은 이 손을 남을 위해 잠깐이라도 썼나 살펴보리라.

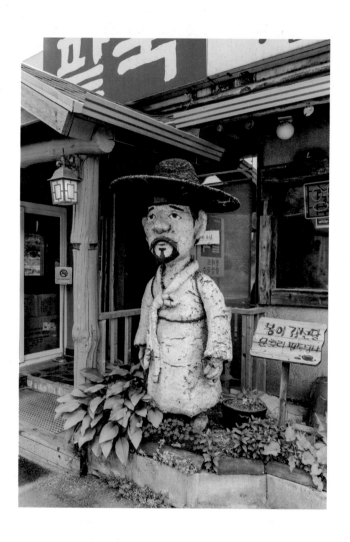

9. 양수리를 사랑하는 사람들

살기 좋은 땅, 양수리로 오세요

양수리가 사람들의 주목을 받고 수도권 근교의 나들이 장소로 인기를 얻은 것은 꽤 오래 전 이야기이다. 수십 년 전부터 데이트를 즐기는 젊은 연인이나 가족 단위의 관광객, 사진작가들의 명소로 이름이 나 있다.

두물머리가 관광지로 개발되면서 방문객 숫자는 기하급수적으로 늘었다. 모습도 많이 바뀌어 남이섬과 더불어 외국인 관광객이 즐겨 찾는 곳이기도 하다. 역시 한류의 힘은 세다.

남한강과 북한강이 만나는 양수리, 두물머리에 가면 산과 강을 바라보며 망중한을 즐길 수 있다. 이곳에 두물머리를 사랑하는 시인의 시가 적힌 시비가 있다. 박문재라는 시인이 쓴 「양수리로 오시게」라는 시다. 양수리가 어떤 곳인지 단박에 알 수 있는, 감수성이 뛰어난 그 시를 소개해보겠다.

양수리로 오시게

가슴에 응어리진 일 있거든

미사리 지나 양수리로 오시게

청정한 공기
확 트인 한강변
소박한 인심이 반기는 고장
신양수대교를 찾으시게

연꽃들 지천 이루는 용늪을 지나
정겨운 물오리떼 사랑놀이에 여념이 없는
아침 안개 자욱한 한 폭의 대형 수묵화
이따금 삼등열차가 지나는 무심한 마을

양수리로 오시게
그까짓 사는 일 한 점 이슬 명예나 지워 다 버리고
그냥 맨 몸으로 오시게

돛단배 물 위에 떠서 넌지시 하늘을 누르고
산 그림자 마실 나온 저녁답 지나
은구슬 보오얗게 사운거리는 감미로운 밤이 오면
강 저편 불빛들 일렬종대로 서서
지나는 나그네 불러 모으는 꿈과 서정의 마을

마흔 해 떠돌이 생활

이제사 제 집 찾은 철없는 탕아같이

남한강과 북한강이 뜨겁게 속살 섞는 두물머리로

갖은 오염과 배신의 거리를 지나

가슴 넉넉히 적셔줄

사랑과 인정이 넘치는 처용의 마을

이제는

양수리로 아주 오시게

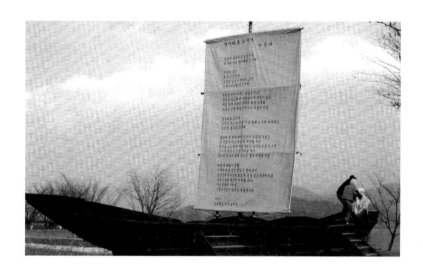

나는 정치계를 떠나려고 양평으로 이사했다. 짬이 날 때면
자주 두물머리를 찾아가곤 했다. 양수리 풍경이 한눈에 들어오면

서 마음이 따사로이 젖어든다. 두물머리 황포돛배 위에 씌어 있는 시를 발견했다. 박문재 시인의 '양수리로 오시게'라는 시였다.

이 시도 좋지만 이 시를 쓴 박문재 시인과의 인연을 애기하지 않을 수 없다. 그 분은 고등학교 때 국어선생님이시다. 나는 그 이름을 발견하고 어찌나 반가운지 면사무소에 연락을 해서 만나게 되었다. 처음 전화를 걸었을 때 이렇게 여쭈어보았다.

"글월 문(文)자, 있을 재(在)자 쓰시는 박문재 선생님이십니까?"

선생님은 어떻게 내 이름을 여태 한자까지 기억하고 있지?, 하고 놀라셨다. 학교 다닐 때 선생님께서 발간한 시문집(詩文集) <탄벌리(炭筏里)의 가을>을 읽다가 책에 선생님 성함이 한자로 적힌 것을 보고 한자를 좋아해서 머릿속에 입력해두었던 것이다.

박문재 선생님은 양평문인협회 회장도 역임하셨고, 지금도 시문학을 가르치신다. 내가 팥죽집을 차릴 때도 조언과 고견을 아끼지 않았다. 전남 해남이 고향이시라 전라도 음식문화에 대해서도 잘 아셨고 팥죽에도 일가견이 있었다. 반갑고 귀한 만남이었다. 사람의 인연이란 이다지도 깊고 끈질긴 것이다. 어찌 함부로 인생을 살고 사람을 대할 수 있겠는가.

우여곡절이 있었지만 나는 양평으로 이사 와서 양평 주민이 되었다. 집도 양평이고 일터도 양평이니 명실상부한 양평 사람이다. 더욱이 관심을 갖고 양평과 인접지역인 양수리의 요모조모를 살펴봤으니 양평에 대해서는 몇 마디 할 수 있다.

알고 보면 나도 농부다. 우리 집 뒤에 땅이 있어서 큰 농사는 아니더라도 채소는 직접 지어서 먹는다. 농지법상 1,000제곱미터 이상의 논밭을 소유하면 관할 면사무소에서 농지원부를 만들어준다. 굳이 이런 번거로운 절차를 거치는 이유는 비료나 농기구를 싸게 구입하는 등의 혜택이 있기 때문이다. 밭이 있어서 직접 농사를 짓고 농지원부도 있고, 양서농협의 조합원이니 농부인 것이다.

양평은 서울의 1.5배 넓이의 땅을 차지하고 있다. 양평이 전원주택단지로 인기가 높다는 건 다 알려진 얘기다. 지금은 웬만한 사람은 엄두도 못 낼 정도로 땅값이 비싸다는 얘기도 흔히 오간다. 실제 얼마나 비싼 가격으로 부동산이 거래되는지 전문가가 아닌 내가 정확히 알 수는 없지만 소위 유명인사가 많이 사는 건 사실이다.

각기 다른 장르의 문화예술인, 교수, 재계경제인, 연예인의 집과 별장이 많다. 갤러리도 많고 박물관도 있다. 우선 서울과 거리가 가까운 것이 큰 이유이고, 두말 할 필요 없이 흔치 않은 아름다운 풍광 때문이다. 수려한 산과 물이 합작품으로 만들어낸 아름다운 자연을 늘 가까이에서 볼 수 있다는 건 큰 매력이다.

이사까지 오지는 않더라도 주말 여행지로 다들 많이 찾아와주었으면 하는 것이 나의 바람이다. 양평군청에서도 여러 가지 볼거리와 먹을거리를 마련해서 누구나 오고 싶은 곳으로 만들었으면 하는 바람도 있다. 얼마든지 그럴 만한 콘텐츠를 갖고 있는 곳이다. 내가 나름대로 이래저래 강물을 바라보면서 멀리 있는 산을 보면서 생각했던 것을 적어보겠다.

문화예술 명품도시 두물머리

우리나라는 세계적인 축제가 많지 않다. 전 세계 곳곳에서 자기의 특성에 맞는 축제를 마련해서 열고 있는데, 우리나라도 고유한 문화를 알릴 수 있는 큰 축제를 개최해 우리 문화를 세계에 전파하는 데 이바지해야 할 것이다.

인기 있는 연예인에 의존한 한류는 오래 가지 못한다. 우리 정신이 배어 있는 고유문화가 한류를 타고 전 세계로 울려 퍼진다면 한민족의 우수성을 알려 문화강국으로 발돋움할 수 있을 것이다. 한국인의 잠재력과 가능성은 이미 증명되었다.

우리 민족은 음악, 미술, 문학, 무예, 음식 등 모든 면에서 뛰어난 유전자를 가지고 있다. 양평군 역시 매우 훌륭한 잠재력을 갖추었음에도 아직 널리 퍼져나가지는 못했다. 세계의 중심지가 되기 위해서는 경제성장도 중요하지만 문화강국으로서의 위상도 중요하다.

두물머리에서 정조대왕의 실학정신을 재현한 열수주교(洌水舟橋) 재연부터 상시 운영되는 음악, 미술의 장을 마련해 세계 제일의 관광지가 될 날을 꿈꾸어본다. 주변을 둘러싼 천혜의 자연환경을 이용해서 관광자원을 개발할 수 있는 기회로 삼아야 한다.

'물 맑은 양평'이 양평군청의 슬로건이다. 도시개발은 마지막으로 개발하는 도시가 가장 훌륭하게 마련이다. 이전의 경우를 벤치마킹해서 얼마든지 업그레이드시킬 수 있다. 관광을 양평군의 핵심 사업정책으로 제시하면 어떨까 생각해본다.

요즘은 외국인 관광객에게 먼저 알려진 뒤 우리나라 사람이 그래? 거기가 그렇게 유명해? 하면서 찾아오는 풍조가 되었다.

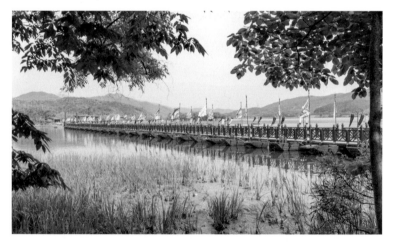

남한강과 북한강이 만나는 두물머리 열수주교(洌水舟橋)

그럴 만하니까 그런 일이 일어난 거라고 생각한다. 누구나 좋은 건 알아보고 공유하고 싶어 하는 법이다. 양평군 인근 코스를 살펴보자.

역시 한류 열풍의 주범은 드라마 〈겨울연가〉이다. 드라마 촬영장소인 남이섬과 춘천은 주말이면 발 디딜 틈이 없다고 한다. 가는 길에 있는 남양주시 영화촬영소, 가평의 쁘띠 프랑스까지 유명세를 타고 있다. 서울에서 남이섬을 가자면 양수리를 거쳐야 하고 남이섬을 갔다가 내친 김에 춘천까지 간다. 춘천은 요새 고속전철인 ITX 덕분에 새로운 관광지로 부상했다.

외국인 관광객이 찾아올 수 있는 여행상품과 여행코스를 발굴하는 데 여러 지자체가 총력을 기울이고 있는 시점에서 양평군이 해야 할 일도 있을 것이다. 새로운 것이 만들어지면 찾는 사람도 생기게 마련이다.

이런 상황에서 두물머리를 들렀다가 가도록 하려면 '핫'한 볼거리가 있어야 한다. 남한강, 북한강의 천혜의 관광자원을 활용하면 할 게 얼마나 많을 텐데 지금으로선 아쉬운 점이 많다. 양평은 문화예술을 꽃피우는 세계문화도시로 만들기에 손색이 없는 고장이다. 내가 그쪽 방면의 관계자는 아니지만 양평 살면서 느낀 점 몇 가지를 제안해보고 싶다.

첫째로 두물머리에 야외공연장을 건립할 것을 제안한다. 얼렁뚱땅 졸속으로 만들 것이 아니라 그야말로 어디 내놔도 꿀리지 않게 글로벌 수준의 공연장을 만들어야 한다. 볼거리 확충에 총력을 기울어야 한다. 지금같이 관광이 붐을 타고 있는 시기에 품질만 좋으면 올 사람은 얼마든지 있다. 입소문은 금방 퍼지고 SNS를 통해 중요 관광 콘텐츠로 알려지는 것도 시간문제다.

공연장은 상시공연과 특별공연으로 나눌 수 있다. 특별공연은 상황에 따라 편성하면 되고, 상시 공연은 난타, 콘서트, 시낭송 등 다채로운 분야로 각계의 의견을 모으면 좋을 것이다. 요일별로, 오전 오후로 시간을 조정해서 주말에는 하루 2회, 평일에는 1회 정도 하면 될 것이다. 양평에는 문화예술인이 많이 살기 때문에 그 인적 인프라도 적극적으로 활용하기를 바란다.

머지않은 미래에 양평을 꼭 가보고 싶은 세계적인 명소로 만들어야 한다. 뉴욕의 타임스퀘어 광장이나 파리의 몽마르뜨 언덕은 원래 거창하고 멋있는 곳이 아니었다. 자꾸 사람들이 모여들고 이야깃거리가 되면서 유명해진 것이다. 우리나라도 요즘 남이섬과 춘천을 찾는 외국인 관광객이 많을 만큼 여러 경로를 통해 널리 알려졌다. 두물머리도 여러 조건에서 결코 남이섬에 뒤지지 않는다.

둘째로 이곳에서만 먹을 수 있는 음식과 음식점을 개발할 것을 제안한다. 양평 관광에서는 음식 문화를 빠뜨릴 수 없다. 여행의 재미 중 하나가 맛집 기행이다. 춘천이 관광지로 유명해진 데는 닭갈비와 막국수가 큰 몫을 했다고 생각한다.

관광에 빠질 수 없는 먹을거리에 대해서는 할 말이 많다. 상수도 보호지역이라 각종 법적 제한이 있어서 어려운 점이 한두 가지가 아니다. 그 부분에 대한 세심한 배려가 아쉽다. 환경법 규제의 적법한 범위 내에서 친환경농산물이나 방문지 개발이 요구된다. 양평을 대표하는 농산물과 특산물을 선정해서 이곳에 홍보관 및 시식관 활용 방안 연구가 시급하다.

관광 상품을 개발할 때는 우리나라 전통음식점을 위주로 맛집을 개발하는 것이 중요하다. 기회만 있다면 문호리 팥죽도 거기에 일조하고 싶다. 참여하는 사람에게 국비, 경기도비, 양평군 예산으로 경제적 지원을 하고 인센티브를 주어 운영해서 서로 참여하고 싶어 하는 장이 되도록 만들어야 한다.

그것 말고도 할 일은 무궁무진하다. 양평의 미술인, 사진작가가 공연장 주변에서 작품도 전시 판매할 기회도 마련하면 좋겠다. 요즘 여러 지자체에서 열고 있는 상설벼룩시장도 개장할 것을 제안한다. 작은 음악회 상시공연도 기획해볼 만한 아이템이다.

프랑스 몽마르뜨 언덕은 대단한 실력이 있는 화가들의 작품을 전시하고, 그림을 배우고 그리기 위해 화가들이 몰려들면서 명소가 되었다. 장소의 아름다움이야 몽마르뜨보다 훨씬 더 뛰어난 두물머리를 널리 알릴 방도는 머리를 맞대면 얼마든지 찾을 수 있다. 도예 체험장, 사진 찍기 체험, 음악분수, 거리음악가 공연 등 하려고만 들면 할 일은 천지에 널려 있다.

공예품이나 도예가의 작품을 전시해서 판매하는 방안도 있고 벼룩시장에는 전문가가 아닌 사람들도 각자 물건을 갖고 나와서 판매할 수 있도록 하면 좋겠다. 두물머리가 명실상부하게 문화예술의 고장으로 자리 잡으면 더 많은 명망 있는 예술가들이 양평으로 이사 오리라 기대한다.

예술인 활성화 방안을 정치적 공약으로 내걸어 의정활동의 목표로 삼으면 진행속도가 더 빠를 것이다. 계획을 현실화 하려면 관과 개인의 협력이 뒷받침되어야 한다는 사실은 말할 필요도 없다. 현대식 매뉴얼에 따라 프로그램을 만들어야 할 것이다.

주민등록만 이전해서 인구수를 늘려 양평군을 시로 승격시키기보다는 양평을 살기 좋은 고장으로 만들면 자연히 이사 오는 사람이 늘어나 실질적인 명품도시가 될 것이다. 인구가 늘어나면 그만큼 새로운 인력이 생기는 것이니 뜻을 모아 여러 기획들을 실행에 옮길 수도 있다.

이렇게 공연이 활성화 되고 각종 수준 높은 문화행사가 열린다면 밀려드는 방문객을 걱정할 정도로 사람들의 관심을 받으리라

생각한다. 내국인은 물론 외국인 관광객의 필수 관광코스로
자리 잡을 것이다. 지역경제를 활성화할 수 있는 계획과 맞물려
서 시행하는 쪽으로 방향을 설정하기 바란다.

관광코스 개발의 한 예

양평군의 문제에서 나 개인의 문제, 구체적인 쪽으로 생각이
진행된다. 실행에 옮기는 건 나중 문제이고 일단 생각의 물꼬
를 텄으니 그 물길을 따라가 보는 것이다.

문호리 팥죽을 기점으로 1일 관광코스를 생각해봤다. 팥죽은
우리나라 고유의 음식이다. 내 상상은 외국인도 두물머리에

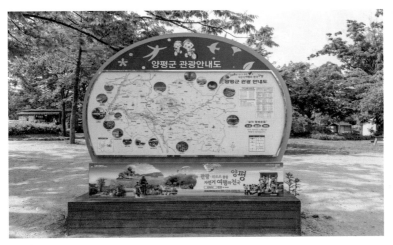

두물머리에 있는 양평군 관광안내도

오면 한번 들렀다 가는 양평의 명소를 만들고 싶다는 소망에서 시작했다. 주요 방문 장소는 두물머리와 황순원 문학관, 문호리 팥죽, 유명한 커피집으로 이어진다.

양평군에 있는 양수리는 양서면에 속하고 문호리는 서종면에 속한다. 차가 안 막히면 강남에 3~40분이면 도착하는 거리이니 거리상으로는 수도권이라고 불러도 무방할 것이다.

문호리 팥죽을 서울에서 오기 가장 가까운 길은 국도를 이용할 경우, 6번 국도로 양수리에서 북한강변을 따라 달리면 된다. 서종면 방향으로 391번 지방도로로 직진해서 8km쯤 가다가 서종면사무소 지나서 서종 중학교에서 200m 지점에 있다.

서울춘천고속도로를 타고 올 경우 서종IC로 빠져나와 좌회전해서 2.3km 오면 문호리 팥죽이 나온다.

대중교통을 이용할 경우는 중앙선 전철 용문행을 타고 양수역에서 내려 문호리행 8-4번 버스를 타고 서종면사무소 앞에서 내린 뒤 서종IC 방향으로 1km 정도 걸어오면 된다.

양수리(兩水里)는 말 그대로 두 개의 물이 만나는 곳, 두물머리이다. 금강산에서 흘러내린 북한강과 강원도 금대봉 기슭 검룡소에서 시작된 남한강이 두물머리에서 만난다.

사람들이 많이 찾는 곳은 그만한 이유가 있다. 다른 곳에서 볼 수 있는 아름다움 때문에 휴일이면 인산인해를 이루는 것만

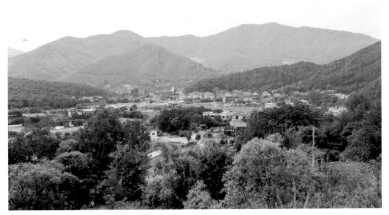

천혜의 아름다움과 먹을거리, 볼거리가 많은 문호리

봐도 알 수 있다. 내가 이 이야기를 꺼낸 이유는 양보다 질을 높이자는 것이다. 어디에나 명품은 있다. 주인은 발견하는 사람 이다.

두물머리의 볼거리 몇 가지만 꼽아보겠다. 이른 아침 피어나는 물안개, 강에서 보는 일출, 황토돛단배, 400년 넘는 느티나무가 있다. 느티나무는 한국관광 100선에 뽑히기도 했다.

한강 제1경 두물경은 우리나라의 대표 생태관광지이다. 사진가들이 철마다 몰려들어 연꽃과 두물머리 물안개를 촬영한다. 산과 강이 절묘하게 조화를 이루어 어느 계절이나 특유의 아름다움을 자랑해서 일반 시민들의 드라이브 코스로도 사랑받는다.

두물머리 하나만 놓고 봐도 물과 연꽃의 정원인 세미원(洗美

苑), 열수주교(洌水舟橋)가 입구에 버티고 있다. 열수주교는 정조가 아버지인 사도세자 묘소 융건릉을 찾기 위해 건너던 배다리를 이곳 두물머리에 재연해놓은, 이름 그대로 여러 개의 배를 연결해서 만든 다리이다. 정조의 효와 다산의 지혜가 만나 이루어진 어디에서도 볼 수 없는 보물이다.

문화의 향기를 맡을 수 있는 곳으로는 황순원 소나기마을, 잔아 문학박물관, 화서 이항로 생가가 있다. 잠시 들러 삶의 쉼표를 찍고 마음을 가다듬는 장소로 안성맞춤이다.

문호리는 연예인, 문화예술인, 교수, 의사, 방송인, 각 분야의 사회 저명인사들이 별장이나 전원주택으로 선호하는 곳이다. 자연과 함께 살기 위해 귀농하는 사람들도 꾸준히 늘고 있다. 자연친화적인 자녀교육을 위해서 찾는 젊은 부부들도 상당수이다.

또 하나 유명한 것은 친환경농법으로 재배한 깨끗한 쌀, 채소와 과일들이다. 딸기 체험장과 친환경 주말농장 등도 많이 눈에 띈다. 천혜의 관광자원과 자연의 아름다움이 어우러져 있는데다 다양하고 특색 있는 공방과 먹을거리, 볼거리까지 있어서 최고의 명소가 되리라 믿는다.

얼마 전부터 문호리 팥죽 길 건너 북한강변에서 문호리 리버마켓(River Market)이 열리고 있다. 문호리 주민 몇몇 분의 착안으로 시작한 강변마켓으로 매월 셋째 주 토요일 개장한다.

자기 집에 있는 물건도 갖다 팔고 다함께 어우러져서 놀며 즐거운 시간을 보낼 수 있다. 문호리 축제로 더 크게 발전할 수 있도록 여러 사람이 머리를 맞대야 한다.

문호리 팥죽도 참여해 우리의 주메뉴인 팥죽과 내가 모아놓은 앤틱 소품, 아내가 직접 만든 고추무말랭이와 효소를 판매하고 있다. 순수하게 문호리 주민이 자발적으로 만든 마켓이라 그 의미가 더욱 크다. '만들고, 놀고, 꿈꾸는' 리버 마켓이 큰 나눔의 장소로 많은 사람들의 사랑을 받아 발전해나가기를 바란다. 상업성이 전혀 없는데도 그 일을 적극적으로 성사시킨 주민들께 이 기회에 감사의 말씀을 올린다.

우리집 뒷산은 풍수지리상 '기와지붕 형상의 산'이다. 옛날부터 그 아래 마을은 재물이 많이 들어온다는 믿음이 전해진다. 산이

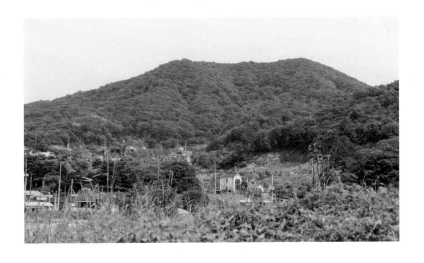

절묘하게 기와지붕 모양이 되기가 어려운데 문호리를 지켜주는 산이 바로 재복을 불러오는 기와지붕산이다. 매일 산을 바라보며 지나다니는 문호리 가루개 사람들의 마음에도 복이 깃들리라 믿는다.

문호리는 봄부터 겨울까지 사철 어느 계절 아름답지 않은 때가 없다. 매일 보고 살면서도 감동하는 때가 한두 번이 아니다. 겨울에 눈이 많이 와도 도로가 평탄한 지형으로 이루어져 있어서 통행에 큰 무리가 없다. 해가 잘 드는 것도 한 가지 이유일 것이다.

봄이 오면 북한강변에 늘어선 벚나무에 화사한 흰 꽃이 가득 핀다. 벚꽃길은 그 빼어난 아름다움으로 여행객들 사이에 이미 이름이 났다. 봄나들이 장소로도 가장 많은 발길이 다녀가는 곳인 양평, 그리고 문호리를 사랑한다. 많은 분들이 세상에서 가장 값싸고 효율적인 난방인 햇볕이 가득 비치는 문호리를 찾아와 맛난 팥죽을 드시고 가기를 바란다.

앞으로 나의 상상이 어떻게 현실로 나타날지 나조차 기대가 된다. 내가 바라는 것은 아름다운 것, 좋은 것을 더 많은 사람이 공유하는 것이고, 모두가 더불어 상생하는 삶이다.

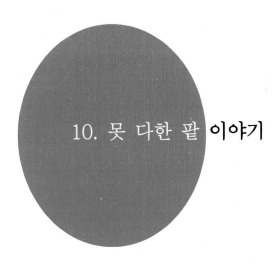

10. 못 다한 팥 이야기

좋은 팥 구하기가 관건

팥죽집 손님도 꾸준히 늘고 있어 안정적인 팥의 공급이 시급한 문제로 대두되었다. 좋은 팥을 적정한 가격에 지속적으로 공급해 주는 곳을 찾아야 했다. 더구나 요즘 프랜차이즈를 문의하는 사람이 많아져서 팥의 원활한 수급에 총력을 기울이고 있다.

지금 거래하고 있는 곳에서 별 탈 없이 팥을 받아서 쓰고 있지만 문제는 일정한 품질의 팥을 구하는 일이었다. 팥은 공산품이 아니라 농산물이다. 지구온난화로 기후를 예측할 수 없는 요즘 같은 때는 해마다 수확량과 품질에 변수가 많다.

흉년이 들면 가격이 폭등하고 좋은 팥을 구하기도 어렵다. 가격이나 물량, 품질 등의 문제를 감안해서 앞으로는 계약재배를 하려고 계획하고 있다. 팥이 밭에서 안전하게 식탁까지 도착하게 하기 위해서는 재배에서 유통까지 책임지고 맡아해야 한다고 생각한다.

아직 시작해보지 않아서 어떤 상황이 벌어질지 짐작하기는 어렵지만 형님 좋고 누이 좋은 윈윈의 상황이 되리라 믿는다. 농부 입장에서는 판로가 확보되는 것이고, 내 입장에서는 일

년 내내 품질 좋은 팥을 안심하고 공급 받을 수 있으니 큰 걱정을 더는 셈이 다.

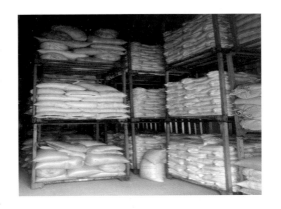

농업진흥청 국립 식량과학원 잡곡과 에서는 신품종 팥을 개발했다. 지금 재배하는 대표적인 팥 품종 은 새길, 중원, 홍원, 아라리가 있다. 농부는 농사만 짓는 것이 아니라 우리 종자를 지키는 역할도 담당한다. 아라리는 기존의 넝쿨팥이 아닌 직립초형으로 잘 쓰러지지 않고 추수하기도 수월 하다.

통팥과 앙금비율도 높고 맛과 향 또한 우수하다. 개량한 팥 중에 내가 원하는 팥에 가장 가깝다. 팥은 알이 잘아야 탱글탱글 야무지고 부드럽다. 팥의 크기와 붉은 색의 농도를 기준으로 적두, 소적두, 소두, 홍두가 있는데 그 중 소적두가 가장 품질이 좋다.

지금은 소적두만 선별해서 식재료로 쓴다. 처음에는 경동시장 에서 구매했으나 팥의 안정적인 수급을 위해 직접 전국 수매상인 들을 찾아다녔다. 드디어 작은 팥인 소적두(小赤豆)를 수매하는 상인을 찾았다. 농민에게 직접 수매해서 일일이 수작업으로

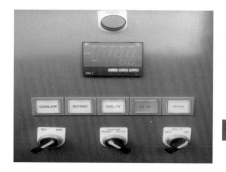

문호리 팥죽에서는
국내산 팥을 한알한알 수작업으로
선별해서 10℃ 저온 창고에서 보관한
팥으로 조리하고 있습니다.
www.moonhori.com

선별한 뒤 10℃ 저온창고에 보관한 소적두를 구매하고 있다.

좋은 팥을 구매하는 것은 우리 식당의 생명과도 같은 일이다. 가격은 조금 비싸지만 국산 팥 중 소적두가 최상의 품질을 갖추고 있다. 앞으로는 농업진흥청 국립식량과학원 잡곡과에서 개발한 '아라리'종을 내가 조합원으로 있는 양서농협과 협의해서 위탁 계약재배를 하려고 한다.

팥죽의 생명은 팥이다. 좋은 재료를 써서 만든 음식은 손님이 먼저 안다. 팥죽은 대개가 단골손님들이 찾는 음식이다. 음식 맛에 있어서는 귀신이라고 할 만큼 전문가들이다. 속일 재간이 없다.

적두죽원(赤豆粥院)

조선시대의 실학자 서유구의 『임원경제지』에도 팥에 대한 이야기가 나온다. 18~19세기 영정조 문화부흥기에 풍석 서유

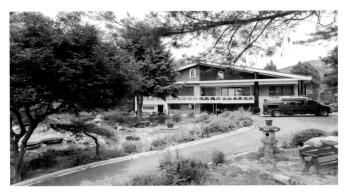

문호리 적두죽원(赤豆粥院)

구는 실학의 슬로건인 실사구시에 온 생애를 바쳐온 인물이다. 이때는 서구뿐만 아니라 중국과 한국에서도 백과사전을 편찬하는 것이 지식인 세계에서 대유행이던 시기이다.

우리나라에서는 특히 정약용을 비롯한 실학파 학자들이 다양한 분야의 백과사전을 펴냈다. 농업정책과 자급자족의 경제는 물론 밥상에 올리는 음식까지 연구의 대상이었다. 유배 갔던 정약용이 흑산도의 바다 생물에 대해 조사해서 쓴 『자산어보』도 그 시기에 나온 책이다.

유교를 숭상하는 학자들이 관념에 치우친 공부를 했던 반면 그 풍토에 반기를 든 실학자들은 서책 위주의 공부를 비판하고 실사구시(實事求是)의 학문을 추구했다. 사람살이의 기본인 건실하게 입고 사는 문제, 의식주에 집중해서 풍부한 자료와 함께 누구나 읽을 수 있도록 책을 썼다.

서유구가 펴낸 『임원경제지』도 실생활에 다양한 분야를 세세한 내용을 농산물은 물론 음식에 대한 이야기까지 다루고 있다. 서유구는 육조판서와 관찰사까지 두루 역임한 관료임에도 불구하고 실제 삶에 필요한 내용을 조사, 연구해서 책을 썼다는 것은 놀라운 일이다.

『임원경제지』는 중국, 일본의 서적들을 폭넓게 참조해서 우리나라의 전통문화를 집대성했다. 당대 조선이 낳은 최대의 실용서이자 전통문화 콘텐츠의 보고(寶庫)이다. 『임원경제지』에서 적두죽은 죽류에 포함시키지 않고 동지절식으로 분류했다.

적두죽방(赤豆粥方)편에 죽에 대해 정리했는데 영양학적 측면까지 아우르고 있다. 죽의 종류와 끓이는 법, 효능까지 설명해 놓았다. 그 책을 참고해서 개업할 때 팥죽집 이름을 적두죽원으로 할까도 생각해보았다.

그런데 상호는 무엇보다 부르기 좋고 기억하기 쉬워야 한다는 생각이 들어 최종단계에서 <문호리 팥죽>으로 상표특허등록을 했다. 자꾸 부르다 보니 정감도 가고 <문호리 팥죽>으로 정하길 잘했다는 생각이 든다. 대신 내가 사는 집의 이름을 적두죽원으로 붙였다.

어머니의 손맛이 깃든 개성음식

어머니는 항상 4시면 일어나 새벽시장에 나가셨다. 그렇게 바쁜 생활 속에서도 우리들에게 맛난 음식을 많이 해주셨는데 특히 개성 팥주악떡을 잘 해주셨다.

다른 음식도 많이 해주셨는데 다 기억은 안 나고 몇 가지 특이한 음식을 만들던 모습과 맛은 생생히 떠오른다. 웃기떡은 찹쌀, 밀가루, 팥으로 막걸리 효모를 이용해 만든 떡이다. 팥 경단은 찹쌀, 멥쌀 경단을 조청에 묻혀 송화 가루를 발라서 만들었다.

그 중의 으뜸은 팥주악떡이다. 팥주악떡은 그냥 해먹기도 하지만 고명이 보기 좋아서 결혼 이바지용으로도 애용하는 고급스러운 팥 음식이다. 여러 주악 중에서도 특히 개성주악이라 구별해서 부르며 귀히 여겼던 음식이다.

주악은 참 까다로운 음식이다. 반듯한 모양으로 예쁜 색을 띠기 위해서는 제법 복잡한 절차와 노하우가 필요하다. 익반죽을 해서 튀긴 다음 기름을 빼고 반나절 지나 조청에 담근 뒤 청을 빼는 데 또 반나절이 걸린다.

소량을 해도 꼬박 이틀이 걸린다. 손이 많이 가고 시간과 정성을 투자해야 제대로 맛이 나는 음식이다. 사대부와 궁중에서 만들어 먹었다. 어머니의 노하우를 전수받고 개성 팥주악을 문호리 팥죽에서 파는 것도 검토 중에 있다.

또 하나 소개할 음식이 있다. 개성 있는 우리 떡 개성경단이다. 개성 물경단은 얼핏 보면 팥죽과 비슷해 보인다. 어릴 때 어머니가 해주셔서 많이 먹었다. 어머니의 개성경단과 팥죽은 환상의 콤비가 될 것이다.

지금도 팥죽과 팥칼국수를 기본 메뉴로 하고 들깨수제비와 얼큰칼국수도 곁들여 팔고 있다. 가끔 팥을 좋아하지 않는 사람이 올 경우 감자전이나 파전 말고 다른 음식을 찾는 경우가 있어서 개발한 메뉴이다. 각종 해물이 들어간 얼큰한 맛이 특징인 얼큰칼국수는 젊은층에서 인기이다.

여기다 새로운 메뉴 한두 가지를 추가한다면 단골손님에게도 신선한 변화가 될 것이다. 더욱이 다른 곳에서 쉽게 맛볼 수 없는 특별메뉴라면 더욱 환영할 것이라고 생각한다. 공연히 메뉴만 늘렸다는 소리를 듣지 않도록 새롭고도 맛난, 감동 있는 음식을 만들고자 노력할 것이다.

대만의 팥죽 이야기

대만에서 먹어본 팥죽이야기를 할까 한다. 나에게는 대만에 의형제를 맺은 형이 하나 살고 있다. 28년 전인 1986년 JCI를 통해 알게 된 대만사람이다. 서울동대문청년회의소가 자매결연을 맺은 대만장화국제청년상회(臺灣彰化國際靑年商會)의 일원이었던 한 살 많은 진걸(陳杰) 형인데 여태까지 소식을 전하며 관계를 유지하고 있다. 서로 말은 통하지 않지만 필담(筆談)으로 대화를 한다.

당시 진걸 형은 장화시 시의원이었다. 형은 그야말로 베테랑 정치가 중 한사람이다. 시의원 2번, 현의원 1번, 장화시장 1회, 입법위원(立法委員-우리나라의 국회의원) 3회를 역임했고 현재는 국무위원에 해당하는 농업관련 분야의 중책을 맡고 있다.

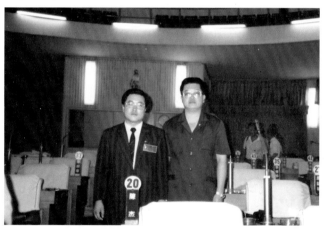

중화민국-대만(中華民國-臺灣) 진걸 형(陳杰 兄)(1990년)

내가 대만에 갈 일이 있을 때 필요한 내용과 일정을 팩스로 미리 보내면 대만공항까지 마중을 나오고 한국에 귀국할 때까지 숙소에서부터 모든 것을 제공해주는 고마운 형이다. 우리가 중국과 국교를 맺으면서 대만과 국교를 단절하고 대만대표부와 소원해졌을 때도 우리는 매년 서로 왕래하면서 민간교류의 몫을 다했다. 요즘은 일 때문에 너무 바빠서 형이 나를 보러 오기보다 내가 대만으로 놀러갈 때가 더 많다.

한번은 대만에 갔다가 뜻밖의 결혼식에 참석하게 되었다. 대만을 방문하는 동안 우연한 기회에 형이 주례를 서는 결혼식에 함께 가게 된 것이다. 결혼식이 끝나고 식사를 하는데 의외의 음식이 나왔다. 계원연자홍두사(桂圓蓮子紅豆沙)라는 음식이었다.

맛을 보았더니 우리와는 달랐지만 분명 팥죽이었다. 계원은 룽안이라는 과일 말린 것을 말하는데 이것으로만 단맛을 내서 연밥을 넣고 만든 팥죽의 일종이었다. 인생에서 가장 기쁜 길일이기도 한 결혼식에 팥죽을 먹는다는 사실이 신기했다.

짐작하건데 붉은색이 벽사와 길조를 상징하니까 앞으로 부부한테 좋은 일만 있으라는 뜻일 것이다. 중국민족만큼 붉은색을 사랑하는 사람들도 없을 것이다. 예를 들면 부조봉투, 세뱃돈봉투, 뇌물을 건네는 봉투도 홍바오(紅色) 봉투이다. 입춘일에 대문에 붙이는 입춘첩도 붉은색이다.

공교롭게도 대한민국 축구대표팀의 유니폼 역시 붉은색으로 정했다. 붉은 악마라는 애칭을 얻은 대표팀은 2002년 월드컵을 계기로 붉은색을 한국의 색으로 전 세계 사람들의 머릿속에 각인시켰다. 백의민족인 한민족이 붉은 악마의 열정을 대변하는 국민으로 자리매김한 것이다.

서울 시청 앞 광장을 메운 붉은색의 물결은 세계 언론을 통해 전 세계인에게 깊은 인상을 심어주었다. 형상은 도깨비를 닮은 전쟁의 신 치우천황(蚩尤天皇)에서 착안했다는 붉은 악마의 붉은색은 흰색을 제치고 한국의 색깔로 등극했다. 역동적인 한국인의 정서와 잘 맞는다는 분석도 있었다.

한국인의 뜨겁고 열렬한 국민성을 고려할 때 딱 들어맞는 색깔이다. 선호하는 색깔도 변화하고 있는 시대와 사람을 자연스럽게 반영한 것이라고 생각한다. 붉은색이 대길(大吉)을 뜻한다는 데는 의심의 여지가 없다. 좋은 일은 북돋워주고 나쁜 일은 없애는 역할을 한다.

우리나라에도 장례 첫날 사돈집에서 팥죽을 쑤어오는 풍습이 있는 지역이 있다. 아직도 남해 섬에서는 상갓집에서 팥죽을 대접한다고 한다. 지인끼리 품앗이로 쑤어오기도 했다. 풍속이 바뀐 지금은 대신 붉은색이 들어간 육개장을 주로 끓인다.

병원장례식장 메뉴는 육개장에 수육, 홍어무침, 떡과 전, 김치가 기본세트이다. 육개장 대신 북어국이나 소고기국이 나오기도 한다. 육개장은 금방 상하지 않고 얼큰해서 인기를 끄는 메뉴이지만 국물이 붉은색이라 더 많이 찾게 되지 않았을까 싶다.

붉은색에 대한 말이 나온 김에 한마디 더 보태자. 우리가 어머니의 뱃속에서 막 빠져나왔을 때 무슨 색깔을 제일 먼저 보았을까? 아마도 피의 색인 빨간색이었을 것이다. 무의식에 빨간색에 대한 느낌이 강하게 남게 되었으리라. 그래서 삶의 여러 순간에 빨간색을 등장시키는 것이다.

붉은색이 담고 있는 의미는 무척 많다. 신성, 으뜸, 벽사, 기원, 열정, 사랑, 생명, 생산, 희망 등 다양하다. 임금의 옷도 빨간색이었다. 빨간색은 색깔의 제왕이다. 삼원색인 빨강, 노랑, 파랑에서도 맨 앞에 나오고 무지개 색깔인 빨주노초파남보에서도 맨 앞자리는 빨강이 차지한다.

그 때문일까? 한국, 일본, 중국 세 나라의 국기에는 모두 빨간색이 주를 이룬다. 대표팀 응원단이 빨간색을 선택한 것도 결코 우연은 아닐 것이다. 한반도를 뒤흔들었던 신명의 색, 붉은 악마의 빨간색의 예사롭지 않은 기운이 문호리 팥죽에도 깃들기를 바란다.

팥에 대한 몇 가지 이야기들

팥을 고아 죽을 만들고 찹쌀로 단자를 만들어 넣는데 크기가 새알 만하다고 해서 새알심이라고 부른다. 동지에 팥죽을 먹지 않으면 쉬이 늙고 잔병이 많고 잡귀가 성행한다는 속설이 있었다. 팥죽을 다 만들면 사당에 올려 동지고사를 지낸다. 집안 이곳저곳 각 방과 장독 헛간 같은 곳에 팥죽을 올렸다가 식은 다음

식구들이 다 함께 모여 나눠먹는다.

팥은 붉은 색을 띠어 벽사(辟邪)의 힘이 있다고 믿었다. 전염병이 유행할 때 우물에 팥을 넣으면 물이 맑아지고 병이 없어진다. 조상들은 기쁜 일이나 안 좋은 일이 있을 때 팥밥이나 팥떡, 팥죽을 해서 먹었다.

그 중 지금까지 전해지는 것은 큰일이 있을 때 팥떡을 해놓고 제사를 지내는 풍습이다. 사업이 번성하고 아무 사고 없이 공사를 마무리하게 해달라고 비는 마음이 담겨 있다.

팥죽은 서민들의 음식이었을 것이라고 생각하기 쉬운데 왕족이나 양반도 즐겨 먹던 음식이다. 궁중의 여름 보양식이며 사계절 건강식이었다. 여러 학자들의 책에 언급했을 정도로 몸에 좋은 음식이었다.

조선시대의 보양식은 팥죽이었다. 삼복에 복절식으로 먹었다. 『동국세시기』 삼복조에 초복, 중복, 말복에 모두 먹었다는 기록이 있다. 보통 팥죽은 동지절식으로만 알려져 있지만, 겨울철에만 먹는 것이 아니라 궁중이나 사대부가에서는 여름에 보양식으로 먹었다고 전해진다.

당시에는 지금처럼 장어나 삼계탕, 보신탕을 먹어 몸을 보하지 않았다고 한다. 여름에는 사람의 겉은 더우나 속은 차다고 하여 여름에 양의 음식인 닭을 먹는데 사실은 우리 몸은 항상 균형으로 이루고자 하는 속성이 있다. 음도 아니고 양도 아닌 평(平)한 상태가 이상적인 건강한 몸이라는 얘기이다. 팥죽이 그런 역할을 해주었다.

일제 강점기 이후 삼복에 팥죽을 먹는 풍속보다 개장국이나 삼계탕을 먹는 풍속이 유행하면서 지금은 복날이면 삼계탕집 앞에 줄을 서는 풍속도가 생긴 것이다.

좋은 점을 두루 갖춘 팥도 단점이 있다. 조금만 주의를 기울이면 되기 때문에 굳이 단점이라고 할 것도 없다. 팥의 특성 중 하나는 잘 쉰다는 것이다. 이런 점 때문에 어떤 면에서는 더 좋을 수도 있다. 항상 오래 되지 않은 신선한 음식을 먹을 수 있다는 이점이 있다.

미리 해놓을 수 없고 그때그때 준비해야한다. 우리는 주문을 받으면 그때부터 끓인다. 10분쯤 걸리지만 맛을 위해 이 정도 시간은 기다려야 한다. 팥을 다루는 과정은 대개 이렇게 진행된다.

1. 팥을 씻은 뒤 살살 일어서 돌을 고른다.
2. 압력밥솥에 아무것도 안 넣고 팥과 물만 부은 다음 한 시간 끓인다.
3. 삶은 팥은 완전히 식힌 뒤 껍질째 믹서에 간다.
4. 냉장고에 보관한다.

압력밥솥에서 삶을 때는 소다(탄산나트륨)를 넣지 않고 삶는

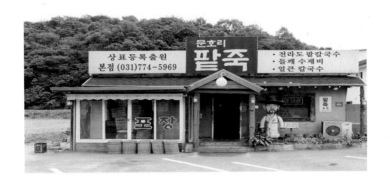

것이 포인트다. 쉽게 무르게 하기 위해 소다를 넣는 경우가
있는데 영양소의 손실이 크다. 조리과정에서는 설탕과 소금
간을 전혀 하지 않는다. 아무것도 첨가하지 않아서 옛날에 할머
니가 끓여준 팥죽 맛이라고들 얘기하는 것이다. 그리고 또 주의
해야할 점은 타지 않게 해야 한다는 것이다.

주문 받으면 바로 끓여서 내갈 수 있는 상태로 조리한 팥을
하루 수요만큼 준비해둔다. 팥을 갈 때는 두부공장에서 쓰는
콩가는 기계를 구입해서 요새는 그 기계로 팥을 간다. 그때그때
손님들의 요구와 새로운 안목이 생기면 더 나은 방법을 개발할
것이다.

처음 찾는 손님에게 새로운 음식에 대한 신선한 경험을 하게
해주고, 오래된 고객에게는 한결같은 맛을 경험하게 하는 것이
내 꿈이기도 하다. 농업진흥청 홈페이지에서 이런 구호를 보았
다.

'생명은 잡곡에서 나온다.'

건강 식단을 권장하기 위한 문구겠지만 이론과 실제가 딱 들어맞는 말이다. 인간이 문명을 발전시키면서 다양한 곡류를 재배하고 입맛을 미세하게 만들며 미감(味感)을 계발해왔다. 여기에는 잡곡이 큰 기여를 했을 것으로 본다.

잡곡 입장에서 보면 자신들을 '잡'이라고 싸잡아서 부르는 것에 기분 나쁠 수도 있을 만큼 잡곡은 영양이나 맛 어느 것에도 손색이 없다. 다만 우리가 오랫동안 쌀을 최고로 좋은 고급 곡류로 취급해왔던 선입견 때문에 다른 곡식은 이등의 자리에 머물렀을 뿐이다.

몸을 새롭게 깨어나게 하기 위해서도 우리는 새로운 음식을 접하는 것이 좋다. 나이가 들면 우리는 늘 하던 대로만 하면서 산다. 음식도, 옷도, 운동도 내가 좋아하는 것이 정해져 있다. 가는 장소도 일정한 테두리를 벗어나지 않는다. 변화를 싫어하고 두려워하는 마음이 치매의 싹이다.

사소한 것일지라도 새로운 것에 대한 도전, 안 해본 것을 기꺼이 해보는 것이 뇌를 건강하게 유지하는 비결이다. 건강 전문가들 말로는 고전음악을 들었던 사람은 대중음악을 들어보고, 대중음악만 들었던 사람은 클래식을 접해보라고 한다. 혼자 있는 걸 좋아했던 사람은 사람들과 어울리고 너무 밖으로 돌던 사람은 혼자 있는 시간을 가져볼 것을 권한다.

혀에 뱅뱅 도는 느낌 때문에 잡곡을 싫어해서 쌀만 먹었던 사람도 조금씩 잡곡을 먹어보면 좋을 것이다. 쓰디쓴 약도 먹는데 음식이야 뭐 어렵겠는가. 나중에 약 먹을 일을 줄여주는 비법이라고 생각하고 잡곡을 사랑하자.

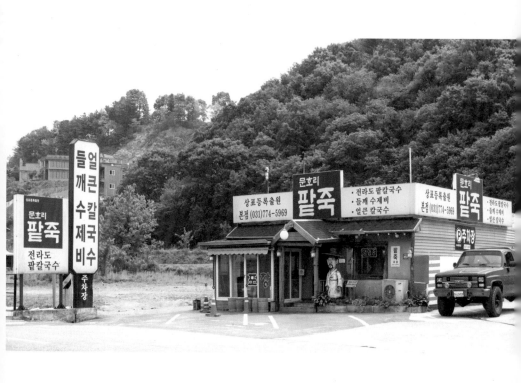

11. 문호리 팥죽의 미래

팥죽 장인 백현진을 꿈꾸다

결실을 맺는 현재가 있기 위해서는 땀 흘려 일한 과거가 거름이 되어 주어야 한다. 이 현재를 미래까지 잘 이끌어가기 위해서는 최선을 다하는 현재와 탄탄한 계획의 미래가 만나야 한다. 미래가 없으면 현재의 토대는 약해서 금방 무너진다. 미래를 향해 약진하려는 도전 정신은 현재의 작업에 동기를 부여한다.

나는 문호리 팥죽을 여기서 만족하지 않고 더 발전시켜나가려고 백방으로 노력한다. 무엇보다 장래에 팥죽 장인의 명예를 자식에서 물려주어 대를 이어가겠다는 정신으로 현재를 살아간다. 내 자식에게 부끄럽지 않은 아버지로 당당한 사업을 물려주고 싶다.

노력을 하는 것은 기본이다. 사업은 예술분야만큼 노력도 중요하지만 타고난 재능도 중요하다. 나는 식당업을 할 만한 기본 재능이 있다고 자부한다. 내가 가진 장점 중에서 특히 도움이 되는 것이 몇 가지 있다. 매사에 세심하고 살피는 정신, 뛰어난 미각(味覺)과 미적 감각, 창의적 시각을 우선으로 꼽는다.

나한테는 두 아들이 있다. 큰아들은 러시아에서 유학을 했고 작은 아들은 미국에 유학중이다. 같은 자식인데도 성격도 판이하고, 장래에 하고 싶어 하는 일도 다르다. 큰아들은 할아버지를 닮았고, 작은아들은 성격과 장사수완이 할머니와 아버지인 나를 닮았다.

큰아들은 고등학교 때부터 러시아와 유럽 철도에 관심이 있었다. 러시아에서 어학연수를 마치고 현재는 키르기즈스탄 정부에 소속된 키르기즈스탄 국립대학교 법학과 4학년에 재학 중이다. 큰아들은 자신의 꿈도 그렇거니와 장래에도 러시아와 관련된 직업을 갖게 될 것 같다.

작은 아들은 미국 앤드류스대학 4학년이다. 전공은 국제경영학으로 팥죽집은 둘째아들이 물려받을 가능성이 높다. 한국에 있을 때도 경영수업을 위해 가게에서 계속 아르바이트를 했다. 나는 학비만 대주고 용돈은 아르바이트를 해서 벌어 쓰도록 했다. 책이나 옷, 필요한 것 등은 스스로 벌어서 조달했다.

지금도 두 아들이 외국에서 공부하지만 돈을 아껴가며 쓰려는 모습이 대견하다. 배우는 과정에 있는, 내 눈에는 아직 어린 사람이지만 생활태도는 어른스럽고 독립적이다. 할머니의 생활력과 근검절약 정신을 물려받은 것 같아 자랑스러울 때가 많다. 중고등학교 때도 그 흔한 메이커 운동화 한번 사달라고 하지 않았다. 시장에서 사다줘도 감사해 하면서 신고 다닌 고마운 아이들이다.

언제까지나 지금 그대로 잘 성장해서 자기 앞길을 스스로 개척하는 사람이 되길 바란다. 팥죽집이라고 가볍게 보는 것이 아니라 내 일이라는 주인의식, 우리 사회 구성원으로서의 책임감을 갖고 잘해줄 것이라 믿는다.

종로복떡방에서 아르바이트를 하다

고등학교 다닐 때 아르바이트로 서울 종로2가 YMCA 건너편에 있는 종로복떡방에서 일한 적이 있다. 생각해보면 사람의 인연이란 건 참 대단하다. 그때는 혼자 고생하시는 어머니를 돕기 위한 단순한 용돈벌이로 시작한 일이다. 그런데 지금 돌아보니 내 앞날에 일어날 일의 씨앗이 그때 움트기 시작했다.

인생에 일어나는 일은 나쁜 게 하나도 없다는 말이 있다. 그 말을 들었을 때는 모든 것을 통달한 도인 같은 말에 쉽게 동의할 수 없었다. 나쁜 일은 나쁜 일이고 좋은 일은 좋은 일이지 나쁜 게 없다니 그게 무슨 언어도단인가.

그러나 그 말이 담고 있는 속뜻은 좋고 나쁘고를 지금 당장 판단하지 말라는 말이었다. 언젠가는 이 일이 새로운 옷을 입고 나타나 나에게 새로운 모습, 새로운 의미로 다가올 날이 있으리라는 간곡한 위로를 전하고 있었다.

종로복떡방에서는 떡만 파는 게 아니었다. 각종 죽도 판매했는데 상당히 인기를 끌었다. 판매원 아주머니가 방문 판매하는 시스템이었다. 지금도 떡집에서는 새로운 상품을 꾸준히 개발해서 떡에 진력난 손님을 붙잡으려고 노력하고 있다. 수정과나 식혜는 물론이고 서양의 케이크에 못지않게 디자인과 맛, 영양이 뛰어난 떡케이크를 선보이고 있다.

나는 종로복떡방에서 파는 '진불로(眞不老) 죽'의 물건 수급을 담당했다. 일은 단순했다. 새벽에 공장에서 만든 죽이 도착하면 배달부에게 상품을 출고한다. 배달하시는 아주머니들이 새벽에 물건을 떼러 오시면 각자 주문량만큼 죽을 전달하면 된다.

어머니도 화장품 방문판매를 하셔서 그 입장을 잘 이해했기 때문에 나는 그 분들께 잘해드리고 싶었다. 이 일이 힘든 건 꼭두새벽에 일어나야 한다는 점이었다. 잠이 많은 젊은 사람이 하기에는 곤욕스러운 일이었다. 나는 어려서부터 새벽에 일어나는 버릇이 들어서 별로 힘든 줄 몰랐다.

배달 아주머니들이 가져가는 죽의 양은 천차만별이었다. 어떤 사람은 배달량이 많고 어떤 사람은 적었다. 새벽부터 일어나 아침을 대신할 죽을 사무실마다 배달해주는 일이었다. 단순하면서도 하기에 따라 결과가 달라지는 서비스 업종이었다. 지금으로

치면 야쿠르트 아줌마를 상상하면 된다.

내가 팥죽을 팔다 보니 어느 날 문득 그 일이 생각나서 찾아보았다. 아직도 판매하고 있는지 팔고 있다면 어떤 방식인지 궁금했다. 애석하게도 지금은 그 죽이 인터넷으로 판매되고 있었다. 내가 생각하고 있는 죽 판매, 죽 배달과는 거리가 있었다.

당시 나는 열아홉 살이었다. 아이도 아니고 어른도 아닌 청소년 나이였지만 아버지가 안 계신 집안에서 자란 덕분에 생활이 뭔지 조금은 알고 있었다. 나의 어려운 가정형편을 고려해 담임 선생님이 배려해서 추천해준 일자리였다. 나는 그때나 지금이나 지독히도 부지런하고 무슨 일이든 열심히 하는 성격이어서 그 일도 참 즐겁게 했었다.

학교 다니던 평상시에는 오후에 가서 일하고 방학 때는 사무실에서 잠을 자면서 그 일을 도맡아 하다시피 했다. 죽의 종류도 여러 가지였다. 잣죽, 깨죽, 단팥죽, 수정과 등이 당시 꽤 인기를 끌고 잘 팔렸다. 언제나 건강을 생각하는 사람은 일정 숫자가 있어서 몸에 좋은 음식은 수요가 있는 법인데 방문판매가 왜 없어졌는지 모르겠다.

아주머니들이 야쿠르트 가방 같은 아이스박스를 메고 사무실이나 병원에 가가호호 방문했다. 한 달씩 대놓고 먹는 사람들이 많았다. 대개가 죽 팬들이다. 죽은 좋아하는 사람은 정기적으로 찾아 먹고 안 좋아하는 사람은 전혀 먹지 않는 음식이다.

아줌마들 숫자는 들쑥날쑥하기는 했지만 대개 7, 80명이었으니 따져보면 엄청난 숫자다. 한 사람이 많게는 백 명까지 관리하고 있었다. 결코 적은 숫자가 아니었다.

방문판매하고 남은 죽은 길에서 팔기도 했다. 출근길에 지나가다 사기도 하고 어쩌다 죽이 먹고 싶어 사는 사람도 있었다. 그 점도 지금 야쿠르트 아주머니들이 판매하는 방식과 흡사하다. 내 느낌으로는 한국 사람의 생활이나 정서에 잘 맞는 좋은 판매방식이었다.

요즘 한국 직장인의 하루 일과를 보면 집보다 밖에서 먹는 끼니가 더 많다. 그러면서도 우리는 종종 '집밥'을 그리워한다. 죽은 아무래도 할머니나 엄마의 손맛을 떠올리게 하는 음식이다. 그것도 푸근한 인상의 아주머니가 전해주니까 그런 이미지가 더 강할 것이다. 나는 과거의 추억을 떠올리다가 내 사업에 대한 새로운 영감을 받았다. 내가 관심만 기울인다면 결정적인 힌트는 도처에 있었다.

즉석 생생 팥죽 배달업

나도 팥죽을 진불로 죽 배달방식으로 판매하면 어떨까?

이 주제를 가지고 밤낮 연구를 해서 어렴풋하게 윤곽을 잡아가기 시작했다. 큰 그림이 그려지니까 점차 세부사항들이 떠오르고 그걸 그림으로 공책에 그려나갔다. 진불로 잣죽의 콘셉트는 가져오지만 나는 거기서 진일보하는 것이다.

문호리 팥죽은 지금도 택배와 전화 주문이 많지만 품질을 그대로 유지해서 배달하기 어렵기 때문에 응하지 못하고 있다. 현재는 매장에 직접 오시는 손님에게만 판매한다. 향후 지역별로 일부 직영 및 체인화 하는 방안을 검토하고 있다.

한마디로 하면 즉석 팥죽 생생 배달이다. 죽 배달은 죽 배달인데, 당일 새벽 즉석에서 만든 죽을 바로 배달해서 생생한 상태로 먹을 수 있게 하는 것이다. 인터넷 판매는 마케팅을 하는 데는 편리한 점이 있지만 결국 냉동식품이니까 내가 생각하는 건강식을 팔자는 개념과는 맞지 않는다. 배달 시간을 단축하는 것이 관건이다.

나의 구상을 대강 설명하자면 이렇다.

1. 전날 주문을 받는다.
2. 새벽에 일어나 죽을 끓인다
3. 주요 거점지역에서 문호리 팥죽 배달원(일명 팥죽맨)에게 전달한다.

시내 중심 거점지역에 새벽 출근 시간을 이용해 죽을 배달한다는 개념이다. 대개는 인구집중도가 높고 유동인구가 많은 전철역 부근이 될 것이다. 출근하는 회사원을 겨냥해서 우선은 사무실이 밀집해 있는 강남역이나 여의도역 정도를 염두에 두고 있다.

다들 종일 일해야 함에도 불구하고 아침에 급히 밥도 못 먹고 나와 커피를 마시거나 라면, 샌드위치를 먹는 게 고작이다. 소화가 잘 되는 죽을 먹는다면 건강에도 좋고 속도 따뜻해져서 몸에 기운을 북돋울 수 있다.

적은 돈으로 시작할 수 있는 팥죽 배달부 일을 어떻게 기틀을 잡을까 고심 중에 있다. 요즘 많은 사람들이 이른 나이에 명예퇴직을 하고 청년 실업자도 많은데 새벽에 잠깐 하는 일자리가 생기면 부담 없이 할 수 있을 것이다. 자기 몸만 좀 부지런히 놀리면 얼마든지 투잡이 가능하다.

가장 큰 장점을 꼽으라면 아침에 두세 시간이면 배달은 끝난다는 점이다. 흰 가운을 기본으로 한 복장과 팥죽 박스만 있으면 되니까 자본금도 거의 들지 않는다. 다만 창업의 첫걸음으로 시작하는 사람들 중에서 부지런하고 정직해서 문호리 팥죽의 이미지와 명예에 걸맞은 사람을 선정해야 한다.

이때 가장 중요한 것은 배달원의 역할이다. 어쩌면 아침에 만나는 첫 번째 사람일 수도 있는 죽 배달원은 우선 기분 좋은 느낌을 주어야 한다. 정직한 마인드로 만든 건강식품을 진실한 마음으로 판매하고 있다는 인상을 풍겨야 고객의 신뢰를 얻을 수 있다. 그래서 복장에 대해서도 구체적으로 고민했다.

'문호리 팥죽' 마크가 찍힌 전용 캐리어와 아이스박스는 최대한 내가 가진 생각을 잘 표현한 깔끔하고 세련된 디자인으로 한다. 복장도 흰 가운을 입는데, 역시 팥죽집 상호와 마크가 찍힌 어깨띠를 두르고 조리사 모자도 쓴다. 이렇게 생각을 하고 보니 일본 요리사의 이미지가 느껴졌다. 사실 내 욕심은 일본요식업을 능가하는 품질을 추구하고 싶다.

1. 정직하고 깨끗한 음식

2. 투명한 거래방식

3. 친절한 고객 응대

이 세 가지를 캐치프레이즈로 내걸 생각이다. 이건 겉으로 내세운 마케팅 전략이고 나의 속내는 또 다른 계획을 준비하고 있다. 내가 어렵게 살았던 어린 시절을 경험 삼아 생각하게 된 건데 진정으로 꼭 이루어졌으면 하고 바라는 바이다.

누구나 다 알다시피 요즘은 조기퇴직자가 한 해면 수천 명에 달한다. 그 숫자는 점점 증가하고 있다. 생각하면 암담하고 안타까운 일이 아닐 수 없다. 이 시대에 오십 세면 청춘이다. 일을 해도 십년은 너끈히 하고도 남을 나이이다. 평생직장이라는 말은 이제 교과서에나 나오는 말이 되었다. 그러면 이 사람들이 다 어디로 갈까.

발 빠르고 기민하게 미래를 대비한 사람은 새 사업을 구상하고 시작할 것이다. 그러나 대개는 갑자기 많아진 하루 24시간을 어떻게 써야할지 난감한 지경이다. 가족의 생활비와 내 용돈에 대한 걱정은 말할 것도 없다. 함께 있는 시간이 많으니 가족과도 마찰이 많아진다.

자본주의 사회에서 돈을 벌지 않는 사람이 제대로 대접 받을 리 만무하다. 전에는 남편의 핀잔이나 아버지의 잔소리를 그냥 넘겼던 가족들도 서서히 '당신이나 잘 하세요' 하는 표정으로 쳐다볼 것이다. 화도 내보고 사정도 해보지만 결과는 빤하다. 고개 숙인 남자의 운명을 피하기가 어렵게 된다.

좋은 일이 일어나도 살기 힘든 게 인생인데 이렇게 여기저기서 공격을 받으면 누구나 상처를 받게 마련이고 점점 힘과 의욕을 잃게 된다. 이 사면초가의 상황을 어떻게 극복할 것인가. 간단하다. 다시 일을 시작하면 된다. 하지만 여기서 한 가지 주의할 점이 있다.

내 상황이 안 좋다고 오로지 이 상황을 벗어나고만 싶은 심정으로 아무 일에나 뛰어들어서는 안 된다. 바쁠수록 돌아가라는 말이 나온 데는 이유가 있다. 우리의 선조들도 다 우리처럼 어려운 상황에 처해본 적이 있었을 것이다. 그때 의욕만 갖고 덤볐다가 큰 코를 다친 적이 있는 것이다. 그래서 먼 훗날 자신처럼 곤경에 처할 후손들을 위해 명심할 점을 격언으로 만들어서 남겨 놓았다. 참으로 고마운 일이다.

초기 투자가 너무 크면 위험부담도 그만큼 커진다. 경험과 전문지식이 쌓일 때까지 적은 돈으로 시작할 일을 찾아보라고 말해주고 싶다. 여태껏 자기가 몸담았던 직장과 업무 이외에는 접할 기회가 없었던 사람이 소위 잘 되는 아이템이라고 덥석 물고 돈을 밀어넣는 것은 어리석은 짓이다.

팥죽 배달 일의 초기자본은 오십만 원도 안 된다. 경제적 부담 없이 무자본 창업이 가능하다. 자신의 성실성이 가장 큰 자본이다. 자기 복장과 캐리어를 사는 데 드는 돈이 전부다. 물론 팥죽 대금은 당일 바로 현찰로 지불해야 한다. 외상거래를 해서는 이 거래방식이 유지될 수 없다.

그래서 중요한 것이 사업 참여자의 인성(人性)이다. 이 점은 내가 가장 철저하게 신경을 써야할 부분임을 마음에 새기고 있다. 진실하고 정직하며 무엇보다 약속을 생명처럼 지키는 성실성이 첫 번째로 갖추어야 할 자격이다.

또 한 가지 요건은 반드시 <하루100원기부운동본부>의 회원이어야 한다. 적은 돈이라도 기부를 실천하고자 하는 것은 문호리 팥죽의 정신이다. 많이 벌면 많이, 적게 벌면 적게 남과 더불어 잘 살겠다는 마음이어야 친절하고 즐겁게 일할 수 있다.

디지털 시대에 아날로그 방식으로 접근

팥죽 배달업이 아무리 작은 사업이라도 사업이기 때문에 겪어야 할 일은 다 일어난다. 고객이 있고 상품이 있고 상품에 대한 피드백이 있다. 요즘 사람들의 요구가 뭔지 알고 나는 그 요구에 맞추기 위해 무얼 해야 하는지 몸소 배울 수 있다.

경영학 교과서 몇 권 읽는 것보다 한 사람의 고객을 상대하면서 더 많은 것을 배울 수도 있다. 책상 앞에 앉아서 하는 이론공부는 한 사람과 지속적인 거래 관계를 유지하고 또 다른 고객을 확보하는 과정에서 배우는 실제체험과는 비교가 안 된다.

당장 내 주머니의 돈이 들고 나는 과정이기 때문에 우리는 엄청난 집중력으로 매사에 임한다. 실제상황을 겪어내면서 나만의 경영 매뉴얼을 만들어나가면 앞으로 어떤 사업을 해도 튼튼한 밑바탕 역할을 할 것이다. 나는 이 사업을 국민 건강에도 도움이 되고 어려운 가정 경제에도 도움이 되고자 하는 마음에서 시작하고자 한다.

요즘은 인터넷 시대로 음식조차 모두 인터넷 판매 방식으로 전환되어 가고 있다. 내가 보고 직접 경험했던 팥죽 판매방법은 방문판매였고 장점을 잘 알고 있는데, 그것이 어느 날 사라져버려 아쉬웠다.

편리한 점은 많지만 소위 엄마의 손길이 느껴지는 따끈따끈한 음식을 인터넷으로 만날 수는 없다. 아무리 세상이 바뀌어도 인간의 마음속에 절대 바뀌지 않는 부분이 있다고 생각한다. 바로 맛있는 음식, 정성들여 만든 음식을 좋아하는 마음이다.

디지털 시대일수록 아날로그 방식의 틈새시장이 발달하게 되는 이유가 거기 있다. 오늘 만든 팥죽을 냉동, 냉장 과정을 거치지 않고 그대로 '생생'하게 먹고 싶은 사람에게 전달한다. 판매량과 수익이 인터넷 판매에 미치지 못하더라도 이런 방식의 판매는 필요하다고 생각한다.

지금 우리나라는 제도적으로 차를 개조하기가 거의 불가능하게 되어 있다. 신고제가 아니라 허가제라서 절차가 보통 까다로운 게 아니다. 자동차 관리법이 바뀔 예정이라는 소식을 들어서 나로서는 여간 다행한 일이 아니다. 차를 개조해서 팥죽을 팔 수 있는 방법을 모색하는 계기가 될 것이다. 우동버스가 있는데 팥죽트럭이 없으란 법은 없다.

제대로 만든 죽을 최상의 상태에서 먹기를 원하는 사람을 위해 어떤 방식이 효율적일까 고민하는 것이 현재의 당면과제이다. 남녀노소 누가 먹어도 소화도 잘되고 건강에 좋은 팥죽. 직장인, 환자, 다이어트를 하는 사람까지 직접 배달한 팥죽을 맛있게 먹는다. 재료와 레시피는 문호리 팥죽 본점에서 만든 것과 동일하다.

매월 22일은 팥죽 데이!

이거야말로 어느 날 문득, 찾아온 아이디어다.

'아, 팥죽 데이를 만들면 괜찮겠다. 빼빼로 데이에서부터 삼겹살 데이, 짜장면 데이까지 있는데 팥죽 데이라고 못 만들 거

없지.'

좀 장난기 있는 제안으로 들을 수도 있다. 장난이면 어떻고 진지한 계획이면 어떤가. 싱겁게 시작했다가도 실상 일이 잘 되어서 마치 원래부터 당연히 있었어야 하는 행사처럼 되기만 하면 된다. 영 가능성이 없는 일도 아니다.

건강을 지키기 위하여 옛 사람들도 매달 초하루와 보름날을 팥밥날로 정하였다고 한다. 그만큼 팥이 우리 몸에 좋다는 사실을 경험을 통해 알았던 것이다.

우리는 해마다 12월 22일 동짓날에 팥죽을 먹는다. 그것을 매월 먹는 걸로 확대하자는 얘기다. 뭐 특별히 비싼 음식도 아니고 그렇다고 초콜릿처럼 많이 먹으면 건강을 해치는 음식도 아니다. 조리과정이 복잡하지도 먹기에 부담스럽지도 않다.

나쁜 기운을 쫓아내는 붉은색의 주술적인 의미도 있으니 금상 첨화(錦上添花)이다. 의미는 갖다 붙이면 된다. 입학과 취업을 축하하기에도 좋다. 연인과의 만남에서부터 이별한 커플들이 화해하고 용서할 때 먹는 음식으로 자리매김할 수도 있다.

옛날부터 이사하면 팥죽이나 팥떡을 돌리는 풍습이 있었는데 언젠가 사라져버렸다. 조금 진화한 형태로 다시 부활시키자는 얘기이다. 매월 22일을 팥죽 데이로 정할 것을 제창한다. 누구나 22일이라는 날짜를 들으면 '아, 팥죽 데이!', 하고 떠올리게 하는 것이 나의 소망이다.

우선 우리 홈페이지와 식당에서부터 캠페인이나 이벤트 형식으로 시작하고 점차 그것이 퍼져나가도록 하면 좋을 것이다. 젊은 사람들이 팥죽을 접할 절호의 찬스가 되도록 젊은 층에 호소력이 있는 행사를 구상 중이다.

더 나아가 팥죽 선물세트를 만드는 것에 대해서도 아이디어를 모으고 있다. 문호리 팥죽은 즉석에서 만든 건강한 음식으로 명실상부한 웰빙 선물이다. 가족 친지 지인에게 선물하기 좋은 최고의 건강식이며 행운과 길조를 상징한다. 부모님께 선물해도 좋고, 입시생에게 시험일 전날을 비롯해 공부를 격려하는 의미로 언제고 선물해도 좋을 것이다.

어떻게 하면 더 많은 사람이 더 자주 기분 좋게 팥죽을 먹을 수 있을까? 이것이 이즈음 내 머리를 떠나지 않는 화두이다.

스토리가 있어야 성공한다

"매일 팥죽을 먹자!"

'팥죽 데이'에 이어 내가 구상한 또 하나의 캐치프레이즈가 이것이다. 옛날 노인네들이 매일 팥밥을 먹어서 장수했다는 얘기가 많이 전해진다. 팥에 들어 있는 인삼의 주요 성분인 사포닌을 비롯해 몸에 좋은 각종 단백질과 미네랄 덕분이다.

팥을 삶을 때 떫은맛을 없애기 위해 물을 갈아 넣거나 거품을 제거하는 것은 팥의 유효성분을 버리는 것이니 그냥 쓴다. 떫은 맛이 나는 거품에 사포닌 등 주요성분이 들어 있기 때문이다. 팥죽에는 식물성 단백질이 많이 들어 있어서 성장기 어린이에게도 더할 나위 없이 좋다. 또한 비타민B1이 들어 있어서 우리 몸속에 쌓인 피로를 풀어주는 역할도 한다.

팥죽은 햇팥을 푹 고아 거르고 찹쌀가루를 반죽하여 새알 모양의 단자를 만들어서 함께 끓인다. 새알심의 원료인 찹쌀은 전분이 주성분인 당질을 75% 가량이나 가지고 있는데 비타민 B1은 겨우 0.3mg을 가지고 있다. 게다가 비타민 B1은 수용성으로 쌀을 다섯 번만 씻어내도 35%나 유실되고 만다.

당질 대사에는 이 비타민B1이 절대적인 역할을 한다. 팥은 비타민B1을 많이 가지고 있어 찹쌀과 조화가 잘 되는 식품임을 알 수가 있다. 뿐만 아니라 죽은 부드럽고 연하기 때문에 씹는 촉감이 거의 없다. 그러한 유동식을 먹을 때 매끈하고 촉감이 좋은 찹쌀 단자 새알심을 씹으면 식감의 변화를 주게 되어 팥죽 맛을 돋우는 효과도 있다.

매일 팥죽을 먹으면 요즘 많은 사람이 고생하는 각종 암, 당뇨병과 고혈압 같은 성인병을 예방할 수 있다. 피를 깨끗이 하는 것이 건강의 기본이다. 혈액이 탁해지는 이유는 과식, 동물성 식품의 과다섭취, 만성적 운동부족, 과도한 스트레스, 몸의 냉기 때문에 혈액순환이 잘 안되기 때문이다. 이뇨작용이 있는 팥차와 삶은 팥을 함께 먹으면 비만개선이나 체중감소 효과도 기대할 수 있다.

예로부터 팥죽을 먹으면 몸에 해로운 것들이 침범하지 못한다는 속설이 있다. 백세 건강이 그리 요원한 일이 아니다. 스토리를 만들면 가능한 일이다. 처음에는 허무맹랑한 이야기 같다가도 그럴싸한 맥락과 전후 이야기 안에서 설득하면 기가 막힌 아이디어로 변신한다.

양평 문호리 팥죽의 봉이 김선달 설화에서도 보듯이 사람들은 이야기에 넘어간다. 쉬어터진 팥죽을 마치 새로운 맛의 팥죽인양 포장해서 팔았다. 그 이야기가 얼마나 그럴싸하냐에 따라 사람들은 귀가 솔깃해진다. 강물도 팔아먹은 사람인데 팥죽쯤 파는 것이야 대수로운 일도 아니다.

먹기 싫은 것을 먹으면 건강을 해친다. 먹고 싶도록 만들어야 한다. 이때 중요한 것이 있다. 바로 고객의 입장이다. 이때 나는 오래된 금언을 생각한다.

'고객의 생각을 알아야 한다.'

내 사업구상을 하는 것은 백번 좋다. 하지만 이것은 어디까지나 고객과의 공감을 전제로 한 것이어야 한다. 고객의 기호와 요구, 트렌드 등을 감안해서 점차적으로 진행시켜나가야 한다.

'고객의 생각을 읽어라, 그리고 고객보다 딱 한발 앞서 준비하라.'

그 다음 생각해야할 금언이다. 너무 앞서 가면 따라오지 못한다. 뒤처져서도 안 된다. 한 걸음쯤 앞서 나가는 게 좋다. 그래야 고개를 돌려 고객이 어떤 속도로 어떤 상태로 따라오고 있는지 간파할 수 있다.

지금 내가 할 수 있는 것은 총력을 기울여 미래를 준비하는 것이다. 새로운 메뉴와 아이디어를 계속 개발하여 고객의 만족도를 높여나가야 내가 도모하는 다른 일에도 파급효과가 있다. 지금 벌인 일이 지지부진이라면 새 일도 마찬가지다.

'보증수표는 없다.'

나는 인생에 보증수표란 없다고 생각한다. 내가 백지상태인 수표를 받아들고 어떻게 그 안을 채우느냐가 문제다. 다들 대박이라고 하는 사업도 시작해서 망하는 사람이 부지기수이다. 뭔가 실수를 한 것이다. 보증수표는 나에게 달려 있다. 작은 사업도 철저하게 나 자신을 투자하면 알토랑 사업이 된다. 다된 밥도 코를 빠뜨리면 못 먹는 법이다.

일 년 뒤, 십년 뒤, 또 먼 훗날의 일을 계획한다. 당장 해야 할 일이 있고 길게 봐야할 일이 있다. 팥죽이 아무리 건강식, 사철 보양식이라 해도 위기의 순간이 올 수 있다. 식자재 파동이나 전염병 문제로부터 비교적 자유로운 식품이긴 하지만 사람 일은 모르는 일이다. 또 어디서 어떤 사고가 터질지 알 수 없다 그래서 만사불여튼튼이라고 많은 계획과 아이디어를 생각하고 준비하는 것이다.

팥을 널리 사랑받게 하기 위한 계획들

엄선한 질 좋은 팥을 우리 식당에서 팔아보려고 한다. 농작물은 중국산이 태반이라 쉽게 국산이라고 믿고 사기가 어렵다. 우리 식당에서 쓰고 있는 팥을 사가려고 하는 고객이 많아서 직접 보여드리고, 원하는 분에게는 판매도 할 생각이다.

시중도매상의 공급가와 엇비슷한 가격으로 일종의 서비스 차원에서 팥을 500그램씩 판매할 것을 고려중이다. 고객에게 우리가 쓰고 있는 좋은 팥을 알려드리고 맛볼 수 있는 기회를 드리는 것도 괜찮을 것 같다. 백문이 불여일견(百聞不如一見)이라고 품질 좋은 팥을 직접 눈으로 확인하고 사다가 집에서 밥이나 죽을 해먹으면 팥죽 사랑이 더 커질 것이다.

그 다음이 팥수(水)에 대한 연구를 하고 있다. 어떻게 하면 몸에 좋은 팥물을 마시게 할 수 있을까. 팥을 달인 물을 자주 마시면 손발, 얼굴의 부기를 빼주는 데도 아주 좋다. 그리고 소변배출에도 도움이 된다. 예전에는 숙취해소를 위해 먹었다고 한다.

이 문제는 식품 가공에 관한 것이라 직원들과도 상의를 하고 여러 실험을 거쳐서 진행할 생각이다. 아무리 몸에 좋다 해도 먹기 편하고 맛도 좋아야 고객이 찾는다. 선례가 없어서 맨 땅에 헤딩하는 일이 될 것 같은데 한번 마음먹은 것이니 추진해볼 생각이다.

그 다음이 팥빙수다. 지금 거의 빙수 붐이라 해도 과언이 아닐 만큼 각종 빙수가 유행이다. 호텔이나 유명 카페에서는 빙수 페스티벌을 벌일 정도다. 과일을 이용한 망고 빙수, 수박 빙수, 키위 빙수, 자몽 빙수, 유자 빙수, 딸기 빙수 등 셀 수도 없을 만큼 다양하다.

건강 빙수로 꼽을 만한 것은 블루베리 빙수, 녹차 빙수와 옛날 빙수가 있다. 커피 마니아를 위한 커피 빙수도 시판하고 있다. 어떤 빙수든 대개는 팥을 베이스로 조금 깔아준다. 사람들에게 아직 빙수 하면 팥이라는 인상이 강하게 남아 있기 때문이기도 하고, 맛 때문이기도 하다. 부드럽고 달콤한 팥이 들어가야 날카롭고 차가운 얼음의 기운을 눅여줄 수 있다.

내가 팔려고 하는 빙수는 순수하게 옛날식 팥빙수다. 팥과 얼음을 이용해서 팥 맛과 시원한 얼음 맛을 동시에 느끼게 하는 콘셉트의 팥빙수를 구상하고 있다. 아직은 우리 집이 카페가 아니고 식당인지라 안에서 먹는 것보다 테이크아웃용으로 판매할까 한다.

야심찬 계획은 또 있다. 두 말 하면 입이 아플 정도로 한국 음식의 맛은 장에서 나온다. 요즘은 집에서 직접 장을 담그는 사람이 드물다. 이게 제대로 만든 장일까 찜찜해하면서도 다들 사다 먹는다. '물 맑은'이라는 형용사를 붙일 정도로 양평은 물맛이 좋다. 고심 끝에 장 담그는 솜씨가 뛰어난 아내와 더불어 장을 담가서 팔기로 마음먹었다. 아내의 솜씨와 양평의 물맛이 만나면 최고로 맛있는 고추장, 막장, 된장과 복분자, 매실 효소가 탄생할 거라고 믿는다.

아직은 모든 것이 구상과 준비 단계라 실제로 이 아이템을 실행에 옮기면 많은 변수가 있을 것이고 예상과 다른 작품이 나올 수도 있다. 어쨌거나 지금 문호리 팥죽으로서는 신선한 도전이 아닐 수 없다. 부디 많은 고객들의 사랑을 받을 수 있기를 고대한다.

문호리 팥죽 프랜차이즈 사업

문호리 팥죽을 찾는 손님 중에서 많은 분이 체인점에 대해 문의를 해왔다. 그때마다 아직은, 아직은 하다가 6년의 세월이 흘렀다. 1년차부터 6년차까지 매출이 꾸준히 늘었고, 단골손님도 상당히 많아졌다.

프랜차이즈 사업은 쉽게 해서는 안 된다고 나 자신도 느꼈고 많은 사람들이 경험담을 들려주었다. 득과 실을 따져볼 때 여간 조심해야 할 문제가 아니라는 것이다. 지금도 장사가 잘 되고 아무 문제가 없는데 공연히 프랜차이즈를 벌여 신용을 잃을 수가 있고, 이미지가 나빠질 가능성도 있다는 얘기였다.

이제는 내가 장기적인 계획으로 세웠던 프랜차이즈 사업을 진행시켜도 괜찮을 시점에 왔다고 판단했다. 여러 가지 측면에서 자료도 조사하고 시장 상황도 알아보았다. 주의해야 할 점이 많은 건 사실이다.

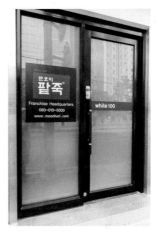

프랜차이즈 사업을
펼쳐갈 사무실 전경

프랜차이즈 체인본부 사업 준비를 위한 법적 검토와 면밀한 사업계획을 준비 중에 있다. 사무실도 차리고 구체적인 사항들을 하나씩 실행하고 있는 지금 시점에서 내가 세운 큰 원칙은 한 가지이다. "기본에 충실하자." 이 기본에는 사람 사이의 신뢰를 바탕으로 고객을 상대로 한 공정한 마케팅 등이 포함된다. 기본의 내용은 하나하나 문서화해서 수시로 읽어보고 주의를 환기할 수 있도록 할 것이다. 남들이 다 어렵다고 한 일을 체계적으로 진행하면서 순조롭게 풀어갈 때 일한 보람도 배가된다고 믿는다.

프랜차이즈 사업은 프랜차이즈 체인(Franchise Chain)을 일컫는다. 사전적인 의미로 설명하면 특정한 상품이나 서비스를 제공하는 주재자가 일정한 자격을 갖춘 사람에게 자기 상품에 대하여 일정 지역에서의 영업권을 주어 시장 개척을 꾀하는 방식이다. 영업권을 주는 대가로 로열티를 받는다.

우후죽순으로 늘고 있는 프랜차이즈 업계는 가맹 본부와 가맹점 사업자의 공영(共榮)이라는 관점에서 서로의 지위를 대등하게 만드는 것이 요즘 우리 사회가 추구하는 바이다. 이때 가장 중요한 것이 두 당사자 사이의 신뢰이다.

나는 잘 해나갈 자신이 있다. 팥죽은 유행 없는 사철 메뉴이고, 식재료 파동과도 무관한 음식이라 성공할 수 있다. 게다가 시간도 아침, 점심, 저녁, 간식, 어느 때 먹어도 좋은 음식이다. 문호리 팥죽은 개점시간부터 폐점시간까지 1명이라도 손님이 끊이지 않고 계속 온다. 선물용으로 포장해가는 손님도 적지 않은 숫자이다. 거듭 강조하지만 한번 찾은 손님이 또 찾아와야 식당은 성공한다. 고객에게 보답하기 위해서 메뉴 레시피에 대한 연구도 지속적으로 이루어져야 한다. 팥을 비롯한 모든 재료의 구입도 남들과 똑같이 하면 결과도 남들과 똑같아질 수밖에 없다. 그러면 경쟁력이 없다.

가맹점 창업의 정확한 스펙은 매출이다. 1일 매출 최고일 기준으로 1개월 점포월세를 낼 수 있어야 하거나, 직원 1명의 급료를 줄 수 있어야 적합한 장소이다. 장소 선정부터 메뉴 선정까지 철저하게 검토하고 창업해야 하는 것은 기본사항이다.

갈수록 음식점 창업은 맛과 본점의 전문성을 확보하고 시작하

지 않으면 성공
하기 어렵다. 가
맹점 경영주가
처음부터 끝까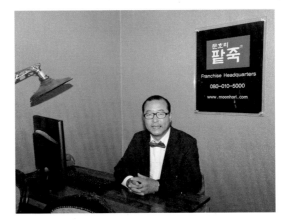
지 조리의 전 과
정을 알고 나서
창업해야 한다.
나는 가맹점에

내가 가진 모든 노하우를 전수해주어야 할 것이고, 상호간의
계약에 따른 약속을 철저히 이행할 것이다.

가맹점 또한 내가 요구하는 수준의 식재료와 음식, 서비스를
제공하는 데 총력을 기울여야 한다. 이렇게 서로 맡은 바대로
최선을 다하면 아무리 위험부담이 있고 어려운 일이더라도 크게
문제될 것이 없다고 생각한다.

시행착오를 줄이기 위해서 사전에 충분히 서로에 대해 알아보
고 완벽한 매뉴얼과 계약서를 작성할 것이다. 계약사항은 철저히
이행하고 만일의 경우에 대한 부분도 서로 미리 협의해 둘 생각이
다. 상생(相生)하기 위해 한 배를 탔는데 누군가의 실수로 공멸
(共滅)하게 되는 일이 발생하지 않도록 만반의 준비를 할 것이다.

'감사'라는 두 글자를 가슴에 새기며

책의 마지막 장에 이르니 이 책을 쓰는 동안 느꼈던 만감이 다시 나를 찾아왔다. 내가 지금 여기에 이를 때까지 있었던 일들이 머릿속을 스쳐지나가며 내 머리에 남는 것은 두 글자였다. '감사', 가슴에서 무작정 감사하다는 마음이 솟아났다.

내가 건강하고 열심히 사는 사람으로 잘 키워주신 어머니께 가장 먼저 깊은 감사를 드린다. 네 개의 기둥으로 문호리 팥죽을 받쳐서 이끌어온 직원들도 감사하고, 건강하게 한결같은 마음으로 임해온 나 자신에게도 감사하다. 음식을 정성스레 만들면서 나와 직원들 사이를 부드럽게 연결시켜주려고 늘 노력하는 나의 아내 동주행(東主行)에게도 감사하다.

문호리 팥죽을 찾아와 주신 고객이 제일 고맙다. 고객의 존재 자체가 고마움이다. 서로 행복과 기쁨을 나누며 오래도록 좋은 관계를 유지할 수 있도록 최선의 노력을 다해야겠다고 다시 한 번 다짐한다. 머리가 아닌 가슴으로, 맛난 음식을 만드는 손으로 고객의 고마움에 보답할 것이다.

- 끝 -

문호리 팥죽 이야기

초판 1쇄 인쇄 2014년 7월 28일
초판 1쇄 발행 2014년 8월 7일
지은이 : 백현진
교정/편집 : 김현미 / 이수영
표지 디자인 : 최영석
펴낸이 : 서지만
펴낸곳 : 하이비전
신고번호 : 제 25100-2013-100호
신고일 : 2002년 11월 7일
주소 : 서울시 동대문구 신설동 97-18 정아빌딩 2층
전화 : 02)929-9313
홈페이지 : hvs21.com
E-mail : hivi9313@naver.com

ISBN 978-89-91209-37-4 (03510)

값 : 13,000원